Lisa Morin

Les aidantes de conjoints atteints d'un cancer en phase palliative

Lisa Morin

Les aidantes de conjoints atteints d'un cancer en phase palliative

Qualité de vie et Soutien social

Presses Académiques Francophones

Mentions légales / Imprint (applicable pour l'Allemagne seulement / only for Germany)
Information bibliographique publiée par la Deutsche Nationalbibliothek: La Deutsche Nationalbibliothek inscrit cette publication à la Deutsche Nationalbibliografie; des données bibliographiques détaillées sont disponibles sur internet à l'adresse http://dnb.d-nb.de.
Toutes marques et noms de produits mentionnés dans ce livre demeurent sous la protection des marques, des marques déposées et des brevets, et sont des marques ou des marques déposées de leurs détenteurs respectifs. L'utilisation des marques, noms de produits, noms communs, noms commerciaux, descriptions de produits, etc, même sans qu'ils soient mentionnés de façon particulière dans ce livre ne signifie en aucune façon que ces noms peuvent être utilisés sans restriction à l'égard de la législation pour la protection des marques et des marques déposées et pourraient donc être utilisés par quiconque.

Photo de la couverture: www.ingimage.com

Editeur: Presses Académiques Francophones est une marque déposée de Südwestdeutscher Verlag für Hochschulschriften GmbH & Co. KG
Heinrich-Böcking-Str. 6-8, 66121 Sarrebruck, Allemagne
Téléphone +49 681 37 20 271-1, Fax +49 681 37 20 271-0
Email: info@presses-academiques.com

Produit en Allemagne:
Schaltungsdienst Lange o.H.G., Berlin
Books on Demand GmbH, Norderstedt
Reha GmbH, Saarbrücken
Amazon Distribution GmbH, Leipzig
ISBN: 978-3-8381-7147-0

Imprint (only for USA, GB)
Bibliographic information published by the Deutsche Nationalbibliothek: The Deutsche Nationalbibliothek lists this publication in the Deutsche Nationalbibliografie; detailed bibliographic data are available in the Internet at http://dnb.d-nb.de.
Any brand names and product names mentioned in this book are subject to trademark, brand or patent protection and are trademarks or registered trademarks of their respective holders. The use of brand names, product names, common names, trade names, product descriptions etc. even without a particular marking in this works is in no way to be construed to mean that such names may be regarded as unrestricted in respect of trademark and brand protection legislation and could thus be used by anyone.

Cover image: www.ingimage.com

Publisher: Presses Académiques Francophones is an imprint of the publishing house Südwestdeutscher Verlag für Hochschulschriften GmbH & Co. KG
Heinrich-Böcking-Str. 6-8, 66121 Saarbrücken, Germany
Phone +49 681 37 20 271-1, Fax +49 681 37 20 271-0
Email: info@presses-academiques.com

Printed in the U.S.A.
Printed in the U.K. by (see last page)
ISBN: 978-3-8381-7147-0

Table des matières

2

CHAPITRE V

Liste des tableaux

Liste des figures

9

Remerciements

En premier lieu, je désire remercier ma directrice de thèse, Madame Anne Charron, Ph.D., professeure agrégée au Secteur science infirmière de l'Université de Moncton, campus d'Edmundston. Son expertise en recherche, son perfectionnisme, ses conseils judicieux et plus particulièrement son dévouement tout au long de ce processus ont été grandement appréciés. Infirmière dans l'âme, ne craignant point l'effort, elle a su agir en tant que modèle à mes yeux. Je ne peux lui exprimer que toute ma gratitude et ma reconnaissance.

Les aidantes qui ont accepté de participer à cette étude méritent également de sincères remerciements. Accablées par la peine, vivant des moments intenses de fatigue et d'inquiétudes, elles ont tout de même trouvé le temps et l'énergie pour nous rencontrer en espérant que la recherche puisse aider à quelqu'un, quelque part. Un merci spécial aux personnes qui ont accepté de participer au recrutement, tout particulièrement Madame Danielle Michaud, infirmière ressource des cliniques d'oncologie du Réseau de santé Vitalité (Zone 4), ainsi que Madame Manon Beattie, infirmière gestionnaire du département Oncologie-Soins Palliatifs de Hôpital régional Dr-Georges-L.-Dumont. Je remercie également mon assistante de recherche, Mlle Jessica Therrien, infirmière à l'Hôpital régional Dr-Georges-L.-Dumont de Moncton. Sans cette personne attentionnée et débordante d'énergie, l'étude n'aurait pu être élargie dans la région du Sud-Est.

Madame Monique Frenette, technicienne en informatique de l'Université de Moncton, campus d'Edmundston, mérite également toute ma reconnaissance. Cette dame exceptionnelle a été d'une aide précieuse lors de la saisie des données. Grâce à elle, la technologie est devenue l'une de mes meilleures amies. Le décès de Mme

Frenette, le 27 juillet 2010, a secoué durement notre petite communauté universitaire. Elle était employée du campus depuis 30 ans. Je sais que vous veillez sur nous tous Madame Frenette... Merci !

Un merci spécial à l'ACÉSI-RA, à la Fondation des infirmières et infirmiers du Canada et au groupe Meloche Monnex pour les bourses d'étude de deuxième cycle. Cette forme d'encouragement est une source d'aide importante dans le domaine de la recherche. Le CNFS mérite également d'être souligné. Sans sa contribution assurée sous forme de dégrèvement, il aurait été difficile de mener à terme ce beau projet. Je désire exprimer également toute ma reconnaissance à mon employeur et à mes collègues de travail. Leur appui et leur écoute ont su m'encourager lors des périodes plus difficiles.

Finalement, je désire remercier les personnes les plus importantes dans ma vie : *ma mère* qui, par sa présence et son goût du savoir, a toujours été un modèle d'inspiration pour moi. Malgré les nombreuses difficultés au cours de sa vie, l'éducation a toujours été au cœur de ses valeurs et jamais je ne lui en serai assez reconnaissante; *mon cher époux*, François, qui m'a soutenue pendant toutes ces années et qui a toujours été très compréhensif, mérite tous les remerciements qui lui reviennent; *mes enfants*, Julie-Christine et Jean-François, qui sont mes trésors et qui, sans en être vraiment conscients, ont grandement contribué à cette force de toujours vouloir me surpasser. J'espère que j'aurai réussi à leur transmettre la passion pour la recherche pour que finalement, à leur tour, ils deviennent des Maîtres ou des Docteurs dans la profession qui saura gagner leur cœur.

Introduction

La prestation des soins palliatifs à domicile fait partie intégrante de notre système de santé actuel qui est axé vers le virage ambulatoire. Avec les taux d'incidence du cancer qui ne cessent d'augmenter et les départements de soins palliatifs dans les hôpitaux qui sont de plus en plus occupés, il devient extrêmement important que ces soins puissent être donnés à domicile et ce, par des personnes qui acceptent de les prodiguer. Ces personnes sont appelées, à juste titre, des aidantes. Par le fait même, ces dernières permettent à des êtres chers de vivre le plus longtemps possible à la maison. Cependant, en accomplissant ce rôle si apprécié, elles mettent souvent leur propre vie en suspens pour plusieurs mois, voire même une année ou plus.

Quelques études effectuées aux États-Unis, en Europe, en Asie et en Australie font état de la qualité de vie et du soutien social des aidantes de conjoints atteints d'un cancer. Par contre, peu de recherches canadiennes francophones se sont attardées à cette population spécifique. Pourtant, ces personnes vivent de nombreuses difficultés tant au niveau physique que psychosocial, susceptibles d'altérer leur qualité de vie. Bien entendu, les infirmières œuvrant auprès des personnes atteintes d'un cancer en phase palliative et leur famille sont concernées par leur qualité de vie et leur soutien social.

La présente étude vise donc à décrire la qualité de vie et le soutien des aidantes de conjoints atteints d'un cancer en phase palliative, en plus de vérifier l'existence de liens possibles entre la qualité de vie et le soutien social des aidantes. Le premier chapitre présente la problématique de recherche, de même que le but et les questions de recherche. Le deuxième chapitre, pour sa part, consiste en la recension des écrits et en une explication du cadre de référence utilisé, soit le modèle de la qualité de vie de Ferrans (1996). La méthodologie constitue le troisième chapitre, alors qu'au quatrième chapitre, la présentation des résultats est exposée. Finalement, l'interprétation et la discussion des résultats sont élaborées au dernier chapitre, ainsi que les recommandations pour la formation, la pratique et la recherche en science infirmière.

CHAPITRE I

Problématique

Le nombre croissant de personnes atteintes d'un cancer en phase palliative, désirant recevoir des soins et mourir à domicile, fait en sorte que les aidantes[1] deviennent indispensables (Fleming, Sheppard, Mangan, Taylor, Tallarico, Adams & Ingham, 2006). L'Organisation mondiale de la santé (OMS) (2003) définit les soins palliatifs comme étant les soins dispensés aux personnes malades ne répondant plus aux traitements curatifs. Ces soins ont pour but de soulager la douleur et les autres symptômes présents, en plus d'apporter à ces personnes un soutien psychologique, social et spirituel (OMS, 2003). L'étape palliative de la maladie peut s'échelonner sur plusieurs semaines, voire plusieurs mois, dépendant du type de cancer (Foucault, 2004). Les soins sont fréquemment administrés à domicile par des aidantes, sauf peut-être durant les dernières semaines ou les derniers jours de vie, où l'hospitalisation peut s'avérer nécessaire. Par ailleurs, on estime qu'il y aura 75 700 décès causés par le cancer au Canada, en 2012 (Société canadienne du cancer, 2012).

Dunbrack (2005) précise que 75% à 90% des soins à domicile sont administrés par des aidantes. Selon Santé Canada (2002), 77% des personnes aidantes au Canada sont des femmes. Fleming *et al.* (2006) appuient cette affirmation en précisant qu'aux États-Unis, 82% des aidants auprès de personnes atteintes d'un cancer sont effectivement des femmes. Tel que rapporté dans l'étude de Miron et Ouimette (2006), les conjointes constituent un bassin important d'aidantes dans la francophonie canadienne et acadienne.

---

1. le terme "aidantes" est utilisé pour désigner les soignantes naturelles, les aidantes naturelles ou les aidants familiaux. Lorsque possible et afin d'alléger tout le texte, le terme "aidantes" est appliqué au féminin.

Au cours de son expérience clinique extensive à un département d'oncologie au Nord-Ouest du Nouveau-Brunswick, la chercheuse a observé que les aidantes, plus particulièrement celles effectuant les soins à domicile auprès de conjoints atteints d'un cancer en phase palliative, vivaient une situation de vie difficile. En effet, plusieurs d'entre elles éprouvent une altération de leur qualité de vie, tant au niveau physique, psychologique, social que spirituel. Que ce soit la fatigue, l'épuisement, l'anxiété ou l'isolement, ces aspects de la qualité de vie ont tous été observés, à certains moments, chez les aidantes. Certaines d'entre elles disent vivre une période très difficile alors que d'autres affirment ne plus avoir de temps pour s'occuper d'elles-mêmes, leur propre santé étant secondaire à ce moment précis de leur vie. Leur principale préoccupation est de prodiguer les meilleurs soins possibles à la personne souffrante, peu importe les conséquences encourues (Dumont, Dumont & Mongeau, 2008; Foucault, 2004; Mok, Chan, Chan & Yeung, 2003).

Les enfants ayant habituellement quitté la maison familiale et demeurant fréquemment loin des parents, la conjointe se retrouve souvent seule à prodiguer les soins à domicile, ne pouvant ainsi partager ses nombreuses responsabilités. La prestation des soins physiques, le soutien moral, l'organisation des transports pour les rendez-vous ou encore la surveillance de la chimiothérapie à domicile sont des tâches que doivent accomplir les aidantes, tâches parfois complexes pour lesquelles elles n'ont pas nécessairement l'expérience requise au départ. Il va sans dire que ces soins prodigués à la maison deviennent une responsabilité exigeante. Bien que certaines études effectuées au Nord-Est du Nouveau-Brunswick soulignent que les aidants utilisent davantage le soutien provenant de leurs amis ou des membres de leur famille (Miron & Ouimette, 2006; Ouellet, 2004), la situation ne semble pas partagée au Nord-Ouest et au Sud-Est. En effet, la chercheuse a pu observer que les aidantes utilisent peu cette source de soutien. De fait, rares sont les aidantes qui demandent de l'aide ou du soutien informel, c'est-à-dire du soutien provenant des amis ou des membres de la famille. Elles préfèrent se référer aux sources de soutien formel, soit le soutien procuré par différents professionnels de la santé. Leurs principales sources de soutien formel demeurent l'infirmière du programme extra-mural (soins à domicile) et l'infirmière ressource de la clinique d'oncologie. La présence et le soutien de la part de ces infirmières sont très importants dans l'accomplissement de leurs tâches. La confiance des aidantes envers ces professionnelles de la santé semble supérieure, à prime abord, à celle accordée aux amis ou aux membres de la famille. Cette différence à l'égard des principales sources de soutien entre diverses régions du Nouveau-Brunswick mérite une investigation plus approfondie.

La qualité de vie et le soutien social requièrent donc une attention particulière lorsqu'on étudie la population de personnes aidantes. Plusieurs études effectuées aux États-Unis, à Hong Kong et en Australie révèlent qu'un accroissement au niveau des tâches et des responsabilités chez les aidantes fait en sorte qu'elles peuvent vivre certaines difficultés et voir leur qualité de vie se détériorer (Hudson, Aranda & Kristjanson, 2004; Koop & Strang, 2003; Loke, Faith Liu & Szeto, 2003; Mok *et al.*, 2003; Wei-Chung Chang, Tsai, Chang & Tsao, 2007; Weitzner, Jacobsen, Wagner, Friedland & Cox, 1999). Au Canada, quelques écrits ont été retrouvés en lien avec la qualité de vie des aidantes en soins palliatifs, entre autres ceux de Foucault (2004). Cette infirmière décrit clairement dans sa monographie

"L'art de soigner en soins palliatifs" (2004) que la qualité de vie des aidantes est altérée, tant sur les plans physique, psychologique, social que spirituel. D'autres auteurs, pour leur part, affirment qu'un grand nombre de facteurs influencent la qualité de vie des aidantes, tels que le surplus de tâches et de responsabilités qu'elles doivent assumer ou encore le niveau d'anxiété et de fatigue élevé qu'elles manifestent, pouvant ainsi affecter leur habileté de concentration (Aranda & Hayman-White, 2001; Blanchard, Albrecht, Ruckdeschel, 1997; Glajchen, 2004; Loke et al., 2003; Mok et al., 2003; Weitzner et al., 1999). Weitzner et al. (1999) soulignent que plus la personne aidante est impliquée dans les soins physiques, plus elle devient isolée socialement et plus l'impact se fait sentir dans d'autres dimensions reliées à la qualité de vie.

Tel que mentionné plus tôt, un des aspects importants relevé dans les études de la qualité de vie chez les aidantes est le soutien social. Fournir de l'aide dans les activités de la vie quotidienne et dans les soins plus complexes, procurer un soutien émotif et informationnel et surtout être disponible sont tous des facteurs qui ont été relevés dans l'élaboration du construit du soutien social en relation avec la qualité de vie des aidantes (Loke et al., 2003). Plusieurs auteurs sont d'avis que le soutien social est une ressource prioritaire pour faciliter le travail des aidantes et ainsi maintenir une qualité de vie acceptable (Ferrans, 1996; Ferrell, Dow, Leigh, Ly & Gulasekaram, 1995; Hudson et al., 2004; Loke et al., 2003; Morse & Fife, 1998). L'étude de Mellon et Northouse (2001), effectuée au Michigan auprès de familles dont un des membres souffrait d'un cancer, révèle même que le soutien social représente 25 % de la proportion de la variance de la qualité de vie des sujets.

Quelques études rapportent que les aidantes ne reçoivent pas suffisamment de soutien de la part des membres de la famille et de leurs amis (Aranda & Hayman-White, 2001; Carter & Chang, 2000; Loke *et al.*, 2003). Les aspects les plus importants du soutien social, en lien avec la qualité de vie des aidantes, demeurent contradictoires. L'appréciation subjective du soutien social ainsi que les sources du réseau de soutien semblent varier en terme de satisfaction chez les aidantes (Koopmanschap, van den Bos, van den Berg & Brouwer, 2004; Loke *et al.*, 2003). En effet, Loke *et al.* (2003), qui ont étudié une population d'aidantes auprès de personnes souffrant d'un cancer en phase palliative, ont révélé de façon significative que le soutien reçu de la part des infirmières était plus bénéfique que celui provenant des membres de la famille ou des amis. Une conclusion similaire est mise en relief suite à l'étude de Jansma, Scure et Jong (2005) qui démontre clairement que la compétence et l'expertise des personnes prodiguant le soutien sont des aspects prioritaires de ce soutien formel. Morse et Fife (1998), pour leur part, stipulent que peu importe le stade de la maladie, le soutien familial demeurait la source de soutien la plus importante pour les aidantes. Hupcey et Morse (1997) appuient cette affirmation en précisant que les ressources professionnelles ou communautaires ne sont pas toujours considérées comme des sources de soutien de la part des personnes recevant cet appui, comparativement à celui offert par les membres de la famille et des amis.

De fait, des études supportant les observations de la chercheuse révèlent que les sources de soutien social suscitent une confusion à savoir si le soutien formel (professionnel) ou informel (non professionnel) est le plus apprécié par les aidantes. Il apparaît donc important d'étudier plus spécifiquement quelques aspects ou dimensions du soutien social, soit l'appréciation subjective et les sources du réseau de soutien. Ainsi, les infirmières seront mieux informées des aspects ou dimensions du soutien social qui nécessitent d'être améliorés chez les aidantes.

Plusieurs auteurs soulignent l'importance d'augmenter les sources du réseau de soutien social pour les aidantes afin d'améliorer leur qualité de vie et ce, en leur offrant certains services de base (tâches ménagères, transports), que ce soit par l'entremise de bénévoles, d'amis ou de membres de la famille (Aranda & Hayman-White, 2001; Carter & Chang, 2000; Loke *et al.*, 2003). Malgré les recommandation émises par le Comité sénatorial des affaires sociales, de la science et de la technologie en ce qui a trait à l'implantation de services tant professionnels que non professionnels à domicile (Comité "De la vie et de la mort", 2000), une insatisfaction des sources de soutien est toujours présente chez les aidantes au Canada et leur rôle n'est pas suffisamment reconnu (Romanow, 2002). En fait, outre certains services provenant de la Croix Rouge, entre autres, les services de repas ambulants, les services de répit de quelques heures et l'appui financier émanant de l'Association canadienne du cancer pour les personnes répondant aux critères d'éligibilité, très peu de soutien formel est disponible pour les aidantes dans les régions du Nord-Ouest et du Sud-Est du Nouveau-Brunswick.

Le modèle de la qualité de vie de Ferrans (1996), avec ses quatre dimensions (la santé et le fonctionnement, l'aspect psychologique et spirituel, l'aspect social et économique, ainsi que la famille) s'applique bien comme cadre de référence dans cette recherche auprès d'aidantes de conjoints atteints d'un cancer en phase palliative. En effet, les dimensions de la qualité de vie retrouvées dans ce cadre sont celles qui semblent les plus affectées dans les études effectuées auprès des aidantes. De plus, la dimension sociale et celle de la famille possèdent certaines notions présentes dans l'appréciation subjective du soutien social. Les dimensions de la qualité de vie, selon ce cadre, sont étudiées en termes d'**importance** et de **satisfaction** alors que les aspects retenus du soutien social, soit l'appréciation subjective du soutien, les sources et les catégories (types) de soutien seront également décrits en terme de satisfaction. Ce cadre guidera donc la chercheuse dans sa description des deux concepts à l'étude ainsi que dans sa vérification de la relation entre les dimensions de la qualité de vie et les aspects retenus du soutien social. Notons que ce cadre a déjà été utilisé pour certaines études avec des aidantes (Ferrans, 1998).

But de l'étude

Le but de cette étude descriptive et corrélationnelle est de décrire les dimensions de la qualité de vie, en termes d'importance et de satisfaction, de même que l'appréciation subjective du soutien social, les sources et les catégories (types) de soutien, chez des aidantes de conjoints atteints d'un cancer en phase palliative. Le volet corrélationnel permettra d'explorer l'existence de liens possibles entre la qualité de vie et le soutien social de ces aidantes.

Questions de recherche

1. En quoi consiste la qualité de vie des aidantes de conjoints atteints d'un cancer en phase palliative?

a) Quelles sont les dimensions de la qualité de vie **les plus importantes** chez des aidantes de conjoints atteints d'un cancer en phase palliative?

b) Quelles sont les dimensions de la qualité de vie **les moins satisfaites** chez des aidantes de conjoints atteints d'un cancer en phase palliative?

c) Quelles sont les dimensions de la qualité de vie à la fois **les plus importantes** et **les moins satisfaites** chez des aidantes de conjoints atteints d'un cancer en phase palliative ?

2. En quoi consiste le soutien social des aidantes de conjoints atteints d'un cancer en phase palliative?

a) Quelle est **l'appréciation subjective** du soutien social, en terme de degré d'approbation (ou d'accord), chez des aidantes de conjoints atteints d'un cancer en phase palliative ?

b) Quelles sont les principales sources du réseau de soutien chez des aidantes de conjoints atteints d'un cancer en phase palliative ?

c) Quelles sont les principales catégories (types) de soutien qui apportent le plus de satisfaction chez des aidantes de conjoints atteints d'un cancer en phase palliative?

3. Existe-t-il une relation entre l'appréciation subjective du soutien social et la qualité de vie des aidantes de conjoints atteints d'un cancer en phase palliative ?

CHAPITRE II

Recension des écrits

La recension des écrits porte sur les principaux thèmes relevés dans la problématique de recherche. En premier lieu, le concept de la qualité de vie est analysé, suivi de la présentation d'études ayant utilisé l'instrument de mesure sur la qualité de vie de Ferrans et Powers, puis des facteurs (aspects ou dimensions) influençant la qualité de vie des aidantes de conjoints atteints d'un cancer en phase palliative. En second lieu, le construit du soutien social est exposé. Par la suite, le soutien social chez les aidantes de conjoints atteints d'un cancer en phase palliative est évoqué, suivi de l'impact du soutien social sur la qualité de vie des aidantes. Finalement, le cadre de référence sélectionné pour l'étude est présenté.

Concept de la qualité de vie

La qualité de vie est un concept multidimensionnel qui peut être conceptualisé, analysé et mesuré différemment (Cella, 1994; Felce, 1997; Grant, Padilla, Ferrell & Rhiner, 1990; Mandzuk, 2005; Zekovic & Renwick, 2003). Ce concept a été interprété de façon inconsistante dans les écrits (Glozman, 2004; Haas, 1999; Hendry & McVittie, 2004; Holmes, 2005; Mandzuk, 2005; Pais- Ribeiro, 2004). Ce terme varie selon les disciplines et les différentes philosophies des auteurs (Haas, 1999) et selon l'approche qu'ils utilisent dans l'analyse de ce concept (Zekovic & Renwick, 2003).

La notion de qualité de vie constitue un intérêt particulier parmi les chercheurs et ce, depuis les philosophes grecs de l'Antiquité, où Aristote rapprochait cette notion à celle du bonheur (Ferrans, 1996). Par contre, ce n'est qu'après la Deuxième Guerre Mondiale que l'expression "qualité de vie" est devenue de plus en plus utilisée afin de clarifier qu'une "bonne vie" représente beaucoup plus que l'aspect matériel (Campbell, Converse & Rodgers, 1976). La santé devient alors un aspect prioritaire dans les discussions centrées sur la qualité de vie (Hendry & McVittie, 2004). Campbell *et al.* (1976) sont parmi les premiers auteurs à s'être préoccupés de ce concept dans une perspective subjective. La satisfaction, le bien-être psychologique, l'estime de soi et l'accomplissement de soi s'intègrent donc graduellement dans les différentes interprétations de la qualité de vie dans un contexte de santé (Ferrans, 1996; Hendry & McVittie, 2004; Mandzuk, 2005).

La difficulté à définir la qualité de vie peut découler du concept lui-même puisqu'il implique des valeurs personnelles qui peuvent varier en fonction du temps et des circonstances (Felce, 1997; Ferrans, 1996; Grant *et al.*, 1990; Haas, 1999; OMS, 2003). En effet, bien qu'aucune définition universellement reconnue de la qualité de vie ne soit élaborée, plusieurs auteurs ont tenté de définir ce concept complexe de nature objective et subjective. Il apparaît important de bien définir les termes "qualité" et "vie" avant d'aborder cette notion dans sa globalité. Selon Le Petit Larousse Illustré (2003), la qualité signifie "la supériorité, l'excellence en quelque chose" (p.842). Pour ce qui est de la vie, elle est définie comme étant "le fait de vivre, l'existence humaine" (Larousse, 2003, p.1065). La qualité est donc une valeur étroitement reliée à l'excellence alors que la vie s'en tient seulement aux êtres vivants (Meeberg, 1993).

L'Organisation mondiale de la santé (OMS) (2003) met l'accent sur la perception individuelle des individus en ce qui a trait à leur qualité de vie. Cette perception dépend de leur culture, de leurs attentes et de leurs préoccupations. En constance avec cette idéologie, Haas (1999) conçoit sa propre définition de la qualité de vie en précisant qu'elle est une évaluation multidimensionnelle de l'individu dans des circonstances courantes de vie et qu'elle dépend grandement du contexte culturel et des valeurs de chacun. De pair avec cette interprétation de la qualité de vie, Ferrans (1996) reconnaît que chaque personne possède des valeurs et des perceptions différentes, pouvant ainsi influencer la qualité de vie des individus vivant des conditions similaires. Sa définition de la qualité de vie se résume donc au sentiment qu'éprouve une personne lorsqu'elle est satisfaite des divers aspects de sa vie auxquels elle accorde une importance particulière (Ferrans, 1996). Cette définition est celle qui a été retenue pour cette étude puisque la chercheuse est consciente que chaque aidante vit cette épreuve de façon différente, bien que la situation de vie vécue (effectuer le rôle d'aidante auprès de son conjoint atteint d'un cancer en phase palliative) soit passablement similaire.

La capacité fonctionnelle de l'individu, la satisfaction, le bien-être et la santé sont des concepts très semblables à la qualité de vie (Cella, 1994; Haas, 1999; Hendry & McVittie, 2004; Meeberg, 1993; Taillefer, Dupuis, Roberge & LeMay, 2003). Il est tout de même possible de relever quelques distinctions permettant ainsi d'alléger la complexité de l'analyse conceptuelle de la qualité de vie.

Leidy (1994) définit la capacité fonctionnelle comme étant l'habileté individuelle de la personne à rencontrer ses besoins, à accomplir ses rôles et à maintenir un état de santé et de bien-être satisfaisants. Plusieurs auteurs soulignent que la capacité fonctionnelle d'un individu ne se limite pas au fonctionnement

28

physique, mais inclut également son fonctionnement psychologique, social et spirituel (Cella, 1994; Ferrell *et al.*, 1995; Haas, 1999; Zekovic & Renwick, 2003). Il existe donc une certaine analogie entre la définition de ce concept et celle de la qualité de vie dans les écrits récensés.

La satisfaction, pour sa part, engendre de nombreuses controverses en ce qui a trait à sa relation étroite avec la qualité de vie (Cella, 1994; Felce, 1997; Ferrans, 1996; Haas, 1999; Holmes, 2005; Meeberg, 1993; Mount & Cohen, 1995). En effet, bien que la satisfaction ne soit qu'une composante de ce concept (Haas, 1999), certains auteurs indiquent qu'elle en constitue un critère essentiel (Campbell *et al.* 1976; Felce, 1997; Ferrans, 1996; Grant *et al.*, 1990; Holmes, 2005; Meeberg, 1993). Meeberg (1993) indique que la satisfaction se présente sous forme de sentiments de bonheur et de contentement face à sa vie. Dans le même sens, Felce (1997) justifie la nature subjective de ce concept en affirmant que chaque personne diffère par rapport à ce qui lui procure du bonheur et ce qui est important pour elle. Haas (1999) dissocie la satisfaction de la qualité de vie générale en ce sens que la satisfaction est simplement subjective alors que la qualité de vie comprend des attributs de nature objective et subjective.

Le bien-être est fréquemment rencontré dans les différentes analyses de la qualité de vie, en plus d'être relié très étroitement à la satisfaction. Campbell *et al.* (1976) se réfèrent aux sentiments de satisfaction avec la vie lorsqu'ils définissent l'état de bien-être, alors que Ferrell *et al.,* (1995) relient la sensation personnelle de bien-être physique, psycholgique, social et spirituel à la qualité de vie. Haas (1999), par ailleurs, souligne que le bien-être fait partie intégrante des diverses définitions de la qualité de vie, mais il spécifie que les deux concepts sont différents de par leur nature. En effet, le bien-être est purement d'origine subjective alors que la qualité de vie comprend les deux facettes (Haas, 1999).

La santé constitue un des concepts les plus vastes puisqu'il peut varier du bonheur jusqu'à la mort (Pais-Ribeiro, 2004). L'OMS (2003) énonce que la santé est un état de bien-être physique, social et mental et non simplement l'absence de la maladie. Mount et Cohen (1995) définissent la santé comme étant un sentiment d'intégrité personnelle dans les dimensions physique, psychologique et spirituelle. Cette interprétation de la santé est très similaire aux définitions de la qualité de vie, ce qui peut expliquer que les deux concepts sont souvent perçus comme étant synonymes. Certains auteurs mentionnent même que la santé est à la base d'une qualité de vie acceptable (Pais-Ribeiro, 2004; Schipper, Clinch & Powell,1990; Varni, Katz, Seid, Quiggins, Friedman-Bender & Castro, 1998; Zekovic & Renwick, 2003). Tout comme le concept de la qualité de vie, la santé peut être mesurée de façon objective et subjective (Haas, 1999).

D'une part, l'approche objective mise sur des paramètres physiques tels que la durée de la vie, les habiletés fonctionnelles et cognitives (Felce & Perry, 1995), en plus du statut socio-économique, de l'éducation et de la qualité du milieu de vie (Haas, 1999). Les mesures objectives déterminent donc un nombre ou une intensité d'expériences observables dans la vie d'un individu (Agence de santé publique du Canada, 2003). D'autre part, l'approche subjective place en priorité l'expérience vécue des individus, leur interprétation subjective ainsi que leurs connaissances personnelles de la santé et de la maladie, leur perception de soi, leurs stratégies de *coping,* leur estime de soi, leur bien-être émotionnel et finalement, leurs interactions sociales (Glozman, 2004). Les mesures subjectives diffèrent donc des distributions objectives en ce sens qu'elles tiennent compte de la nature des expériences vécues comparativement à la quantification de ces dernières (Agence de santé publique du Canada, 2003).

Le choix des dimensions de la qualité de vie découle d'études qualitatives rigoureuses, de recensions des écrits minutieuses, d'analyses factorielles et d'expériences professionnelles de la part des chercheurs. Ces dimensions varient selon les approches utilisées par les auteurs. Varni *et al.* (1998) ainsi que Hacker (2003) sont parmi les auteurs qui soutiennent que la qualité de vie comprend trois dimensions, soit les dimensions physique, sociale et mentale. De surcroît, Felce et Perry (1995) proposent un modèle représentant la qualité de vie selon trois dimensions. Les conditions de vie déterminent l'aspect objectif de leur modèle alors que la partie subjective comprend la satisfaction personnelle face à ces conditions de vie ainsi que les valeurs personnelles (Felce & Perry, 1995). D'autres auteurs soutiennent l'existence de quatre dimensions. En effet, Spilker (1990) stipule que la qualité de vie comprend la dimension physique et fonctionnelle, la dimension psychologique, les interactions sociales et le statut économique. Parallèlement à cette interprétation, le modèle de Ferrell *et al.* (1995) démontre les dimensions du bien-être physique et des symptômes, du bien-être psychologique, du bien-être social et du bien-être spirituel. Ferrans et Powers (1985), pour leur part, ont préféré relier la composante spirituelle à la dimension psychologique et de réserver à la quatrième dimension tout ce qui se rattache à la famille.

Conformément à cette démarcation entre les dimensions reliées à la qualité de vie, certaines d'entre elles demeurent plus utilisées dans les études.

Différents instruments de mesure ont été conçus dans le but de mesurer la qualité de vie. Certains d'entre eux sont utilisés plus fréquemment. Le choix d'utiliser un instrument de mesure plutôt qu'un autre demeure une tâche laborieuse et délicate pour les chercheurs puisque plusieurs facteurs doivent être considérés (Grant *et al.*, 1990; Jalowiec, 1990). Les différentes dimensions reliées à la qualité de vie, entre autres, doivent démontrer un lien étroit avec le cadre de référence de l'étude (Jalowiec, 1990). De surcroît, une analyse approfondie des propriétés psychométriques et des résultats obtenus dans des études antérieures avec les instruments de mesure de la qualité de vie peuvent simplifier la décision d'utiliser un ou plusieurs instruments, en lien avec la définition de la qualité de vie et le cadre conceptuel ou théorique choisi (Grant *et al.*, 1990).

Spitzer (1987), Grant *et al.* (1990) ainsi que Ferrans (1996) sont parmi les auteurs qui ont opté pour un seul instrument dans leurs différentes études de la qualité de vie. Le choix d'un instrument unique se justifie par sa simplicité, ce qui peut favoriser une meilleure compréhension de la part du répondant et une interprétation plus rapide des résultats (Jalowiec, 1990).

Bien qu'il y ait eu certaines controverses en ce qui concerne les évaluations objectives et subjectives de la qualité de vie depuis l'émergence de ce concept (Zekovic & Renwick, 2003), plusieurs auteurs sont d'avis qu'une combinaison de ces deux types de mesure cerne la qualité de vie dans la majorité de ses dimensions

(Cella, 1994; Cummins, 2000; Felce & Perry, 1995; Glozman, 2004; Haas, 1999; Jalowiec, 1990; Lindström & Eriksson, 1993; Meeberg, 1993; Mount & Cohen, 1995; Pais-Ribeiro, 2004). Haas (1999), en accord avec Felce et Perry (1995), précise même que la composante objective du questionnaire est indispensable pour mesurer la qualité de vie puisqu'elle permet l'évaluation de la capacité fonctionnelle de l'individu selon certains critères établis. Parallèlement à cette interprétation, Cella (1994) stipule que la mesure objective de la capacité fonctionnelle de chaque personne rend la situation plus réaliste en ce sens que certaines caractéristiques communes sont pré-établies. Par contre, la composante subjective du questionnaire de la qualité de vie est considérée l'aspect prioritaire selon certains auteurs puisqu'elle permet d'explorer les expériences vécues par chaque personne ainsi que ses propres perceptions, en lien avec l'importance accordée aux différentes dimensions de la qualité de vie (Haas, 1999; Holmes, 2005; Stewart, Teno, Patrick & Lynn, 1999). Campbell *et al.* (1976) ajoutent une touche positive à ce type de mesure en clarifiant que la description de certains sentiments tels que le bonheur, le bien-être et la satisfaction sera plus significative si une approche subjective est utilisée.

Le choix des instruments de mesure relatifs à la qualité de vie présente également une autre polémique, soit celle d'utiliser un instrument pouvant s'adapter à la population en général ou de faire plutôt l'emploi d'un outil développé pour une clientèle spécifique (Bonomi, Patrick, Bushnell & Martin, 2000; Felce, 1997; Mount & Cohen, 1995; Pais-Ribeiro, 2004; Zekovic & Renwick, 2003). En effet, plusieurs instruments ont été élaborés dans le but de mesurer la qualité de vie de certaines populations distinctes (Garratt, Schmidt,

Mackintosh & Fitzpatrick, 2002). Les clientèles les plus étudiées sont, entre autres, les personnes atteintes de diverses formes de cancer, celles souffrant d'une maladie chronique ou encore les personnes âgées (Jalowiec, 1990). Les instruments spécifiques à certaines populations sont cependant caractérisés comme étant plus difficilement comparables et généralisables (Felce, 1997). C'est pourquoi les instruments pouvant être adaptés à une population générale demeurent très populaires auprès des chercheurs puisqu'ils reflètent davantage le caractère global de la qualité de vie (Ferrans, 1996; Spitzer, 1987).

Pour cette étude, la chercheuse a opté pour l'instrument *Quality of Life Index* (QLI) de Ferrans et Powers (1985), principalement en raison du fait qu'il découle du cadre de référence utilisé pour cette recherche et qu'il intègre à la fois une vision objective et subjective de la qualité de vie. La version générique de l'instrument a été choisie, puisqu'elle peut être utilisée pour une population générale. Cette version s'applique également très bien à la population des aidantes, ayant été utilisée antérieurement auprès de cette population et ayant démontré une consistance interne de 0.92 dans l'étude de Scott (2000).

Études ayant utilisé l'instrument de mesure sur la qualité de vie de
Ferrans et Powers

L'instrument *Quality of Life Index* (QLI) développé par Ferrans et Powers (1985), directement relié au modèle de Ferrans (1996), consiste à mesurer la qualité de vie selon *l'importance* que la personne accorde aux quatre dimensions de la qualité de vie : à la santé et le fonctionnement, à l'aspect psychologique et

34

spirituel, à l'aspect social et économique, et à la famille) et selon sa *satisfaction* face à ces mêmes dimensions (Ferrans & Powers, 1985). Une altération dans une de ces dimensions peut donc diminuer la qualité de vie de cette personne, dépendant de la valeur qu'elle lui accorde.

Ces deux chercheuses ont d'abord présenté un questionnaire pouvant être destiné à une population générale. Par la suite, elles ont spécifié l'instrument à des populations spécifiques telles que des personnes atteintes d'un cancer, d'une maladie cardiaque, d'une maladie rénale, de sida ou d'autres types de maladies ou de groupes de personnes (Ferrans, 1998). Plusieurs études sur la qualité de vie ont donc été effectuées à l'aide de cet instrument de mesure, plus particulièrement dans le domaine de la santé.

Bien que certaines recherches aient été effectuées avec des populations différentes que celle à l'étude, elles ont tout de même été relevées dans le but d'appuyer la discussion ultérieure sur l'instrument de mesure choisi.

Une première étude récente recensée est celle de Carroll, Hamilton et McGovern (1999), qui avait pour but de décrire les changements dans la perception de l'état de santé et de la qualité de vie chez des patients atteints d'arythmies aiguës, ainsi que l'impact de l'incertitude chez ces mêmes personnes, et ce, jusqu'à six mois après le début de leur traitement. Cette étude descriptive corrélationnelle a été effectuée à Boston, auprès de 66 hommes et 15 femmes ayant reçu une thérapie pharmacologique et/ou une implantation d'un défibrillateur de cardioversion. Le *Medical Outcome Survey* (SF-36) a permis de mesurer l'état de santé des patients alors que le *Quality of Life Index* (QLI) (Cardiac III) de Ferrans et Powers (1985) a été utilisé dans la mesure de la qualité de vie de ces personnes. Le *Mishel Uncertainty in Illness Scale* (MUIS-C), pour sa part, a permis aux chercheurs de mesurer l'incertitude des patients. Les principaux résultats démontrent que malgré une amélioration au niveau de l'état de santé des patients six mois après le début du traitement, leur qualité de vie en général s'est détériorée. Par contre, de fortes corrélations négatives sont relevées entre l'incertitude, l'état de santé et la qualité de vie des patients, six mois après le traitement (-0,72 avec le SF 36 et -0,61 avec le QLI), démontrant ainsi que plus l'incertitude est élevée chez les patients, moins ils perçoivent leur santé et leur qualité de vie comme étant satisfaites.

Une autre étude effectuée à l'aide de l'instrument de Ferrans et Powers (1985) est celle de Keresztes, Merritt, Holm, Penckofer et Patel (2003), ayant pour but d'examiner les différences au niveau de la qualité de vie entre les femmes et les hommes avant un pontage coronarien, ainsi qu'à 1 mois et 3 mois après l'intervention. Cette étude longitudinale a été réalisée auprès de 40 hommes et 40 femmes, aux États-Unis. Le questionnaire *Quality of Life Index* (QLI) de Ferrans et Powers (1985) a été utilisé pour mesurer la qualité de vie, de pair avec cinq autres instruments destinés à la mesure du soutien social, de l'humeur, des symptômes, de l'état de santé et des activités. Les résultats révèlent qu'au total, la qualité de vie des femmes est inférieure à celle des hommes (F=29,9, P < 0,01). En effet, les scores de la qualité de vie des femmes sont inférieurs, particulièrement dans le domaine de la santé et du fonctionnement, et ce, dans chacune des périodes de temps de l'étude.

Toujours en lien avec la qualité de vie, l'étude de Kim, Oh et Lee (2006) a été effectuée dans le but de décrire les symptômes, la détresse psychologique et la qualité de vie des patients coréens souffrant d'une cirrhose hépatique, en plus d'identifier les facteurs pouvant prédire la qualité de vie. La version générique de l'instrument *QLI Index* de Ferrans et Powers (1985) a démontré que le domaine de la santé et du fonctionnement est le plus insatisfait selon l'importance accordée aux facteurs présents dans cette dimension, alors que la dimension familiale est la plus satisfaite. Les corrélations se sont démontrées significatives entre la qualité de vie des patients et leur statut d'emploi (t=4,338, p<0,001). Finalement, les prédicteurs les plus importants de la qualité de vie étaient la détresse psychologique, le statut d'emploi et les symptômes physiques présents, expliquant 29,8 % de la variance.

Les deux prochaines études retracées, pour leur part, ont été effectuées à l'aide de l'instrument de la qualité de vie de Ferrans et Powers et ce, auprès d'une population de personnes aidantes.

Une de ces études est celle de Theis, Moss et Pearson (1994), effectuée en Illinois auprès de 130 aidantes de personnes non autonomes âgées de 65 ans et plus. Le but principal de cette étude quasi-expérimentale était de mesurer l'effet des moments de répit sur les aidantes. Un programme d'interventions *Respite Care* a été implanté dans le but de fournir aux aidantes les services d'une personne volontaire, capable de prodiguer les soins ou la surveillance des personnes âgées non autonomes, et ce, jusqu'à quatre heures par semaine. Les instruments de mesure utilisés sont : 1) le *Family Inventory of Resource Management* (FIRM), afin de mesurer les ressources de la famille; 2) le *Profile of Mood States* (POMS), pour mesurer les sentiments et l'humeur des aidantes; 3) le *Quality of Life Index* (QLI) de Ferrans et Powers (1985), qui a permis de mesurer la qualité de vie des participantes; 4) des entrevues, afin d'examiner la perception du rôle d'aidante et le fardeau d'un tel rôle. En ce qui a trait à la qualité de vie, les résultats démontrent que certaines aidantes vivent une altération de leur qualité de vie de façon plus prononcée que d'autres. Les items de la qualité de vie les moins satisfaits de la part des aidantes sont la santé familiale, l'intimité dans leurs relations, le niveau de stress, les loisirs, la possibilité d'effectuer des voyages et la satisfaction à l'égard de la retraite. Malgré cette altération au niveau de la qualité de vie des aidantes, aucun résultat statistiquement significatif ne démontre l'efficacité de ce programme de répit. Néanmoins, l'analyse qualitative des entrevues révèle une satisfaction de la part des aidantes en ce qui a trait au programme d'interventions.

La deuxième étude est celle de Scott (2000), effectuée au Michigan, auprès de 18 aidantes (dont 16 conjointes de patients atteints d'une maladie cardiaque sévère, les 2 autres étant la soeur et la fille de la personne malade) et de 18 personnes atteintes de la maladie. Le but de cette étude était de décrire la qualité de vie des aidantes et des personnes présentant une maladie cardiaque sévère, devant recevoir des infusions d'inotropes en milieu communautaire. Plusieurs instruments ont été utilisés, dont le *Quality of Life Index* (QLI) de Ferrans et Powers (1985), qui a permis de mesurer la qualité de vie des personnes atteintes de la maladie cardiaque et des aidantes. Les résultats démontrent que bien qu'elles se perçoivent comme étant assez bien préparées pour effectuer le rôle d'aidante dans le domaine des soins physiques ou pour avoir recours à certaines ressources, elles se sentent moins compétentes pour intervenir en situations urgentes et pour faire face à des problèmes d'ordre psychologique. La majorité des participantes étaient positives à l'égard de leur rôle d'aidante, 56% d'entre elles désirant fortement effectuer ce rôle. Bien que dans l'ensemble, la qualité de vie des patients se soit révélée inférieure à celle des personnes aidantes, il demeure tout de même que les aidantes ont démontré une insatisfaction en ce qui a trait à leur statut d'emploi et aux restrictions face à certains voyages. Parallèlement, les aidantes ont révélé une insatisfaction encore plus importante concernant les changements dans leur style de vie et le stress associé à leur rôle. Les analyses de régression, pour leur part, ont démontré un rapport significatif entre la perception des aidantes à l'égard de leur préparation pour ce rôle d'aidantes et l'impact sur leur rôle (F 2,15 = 3,57; p = 0,05). En effet, lorsque les aidantes percevaient qu'elles n'étaient pas suffisamment prêtes à effectuer ce rôle, elles expérimentaient plus de difficultés dans la coordination des activités hebdomadaires et dans le maintien de leur propre santé. De surcroît, plus les responsabilités des aidantes augmentaient et plus elles expérimentaient des symptômes physiques, plus elles percevaient le soutien familial comme étant insatisfaisant. Finalement, l'état mental et l'estime de soi des aidantes ont été identifiés comme étant des prédicteurs significatifs de leur qualité de vie, avec une variance de 49 %.

Facteurs (aspects ou dimensions) influençant la qualité de vie des aidantes
de conjoints atteints d'un cancer en phase palliative

La qualité de vie des aidantes constitue un intérêt accru auprès des chercheurs (Glozman, 2004) en raison des besoins, des responsabilités et des conséquences associés à ce rôle d'envergure (Glozman, 2004; Martinez-Martin *et al.*, 2005; Schumacher, Stewart, Archbold, Dodd & Dibble, 2000).

À première vue, il apparaît important de ressortir les principaux aspects du rôle d'aidante pour ainsi comprendre davantage l'impact de certains facteurs sur sa qualité de vie. Le rôle de l'aidante auprès d'un conjoint atteint d'un cancer en phase palliative se qualifie des plus complexes, car il lui incombe des responsabilités au niveau de certains soins spécialisés (Aranda & Hayman-White, 2001; Santé Canada, 1997-1998). En effet, que ce soit le contrôle de la douleur ou la surveillance de la chimiothérapie à domicile, les soins donnés par l'aidante sont habituellement assumés par les infirmières (Parker, 1992). Ayant souvent peu de connaissances dans le domaine de la santé, l'aidante doit recevoir l'enseignement en ce qui concerne les soins palliatifs, les agents antinéoplasiques et les précautions à prendre lors de l'administration de ces derniers (Aranda & Hayman-White, 2001; Parker, 1992).

Les soins prodigués à des personnes souffrant d'un cancer en phase palliative doivent être assurés 24 heures par jour, ce qui signifie que la conjointe peut effectuer des tâches nocturnes en plus des tâches quotidiennes pendant la journée (Aranda & Hayman-White, 2001; Grbich, Parker & Maddocks, 2001; Loke *et al.*, 2003). L'aidante travaille également en collaboration avec des intervenants au niveau de la santé, tels que le médecin, les infirmières du programme extra-mural ou de la clinique d'oncologie (Réseau oecuménique sur les soins de santé, 2003). Elle peut donc agir en tant qu'intermédiaire au niveau de la communication entre son conjoint et les divers intervenants impliqués dans les soins (Koop & Strang,

2003). Plusieurs responsabilités décisionnelles viennent s'ajouter à la lourde tâche de l'aidante. Des décisions en ce qui concerne les traitements en relation avec la qualité de vie de la personne malade sont souvent sources de discussions parfois conflictuelles dans le couple (Emslie, Browne, MacLeod, Rozmovits, Mitchell & Ziebland, 2009; Fleming *et al.,* 2006; Koop & Strang, 2003). Ce surplus de tâches et de responsabilités chez l'aidante peut entraîner des difficultés et par le fait même, contribuer à une détérioration de sa qualité de vie (Chen, Chu & Chen, 2004; Koop & Strang 2003; Mok *et al.,* 2003). Habituellement, plus le degré d'inactivité de la personne atteinte est élevé, plus de soins sont requis de la part de l'aidante et par conséquent, plus l'impact est élevé sur sa qualité de vie (Glozman, 2004; Morse & Fife, 1998).

Parallèlement à cette hypothèse, Morse et Fife (1998) soulignent que les conjointes de patients atteints d'un cancer récurrent ou en phase métastatique sont plus vulnérables et présentent davantage de détresse et de problèmes d'adaptation. En effet, leur étude corrélationnelle, entreprise auprès de 175 conjoints effectuant le rôle d'aidants (77 hommes et 98 femmes) pour des personnes atteintes d'un cancer dans quatre stades différents, démontre une relation négative entre le stade du cancer et les capacités d'adaptation et de *coping* chez les aidants. Par ailleurs, Blanchard *et al.* (1997) soutiennent que les degrés plus élevés de la maladie peuvent constituer un facteur important sur la qualité de vie de l'aidante. Néanmoins, ils tiennent à préciser que certaines variables telles que la personnalité, le *coping*, la relation conjugale, le fonctionnement au sein de la famille, le statut économique et le soutien social peuvent également avoir une influence sur la qualité de vie des aidants.

L'étude descriptive corrélationnelle de Aranda et Hayman-White (2001), pour sa part, effectuée auprès de 42 aidants (dont 30 femmes) de personnes souffrant d'un cancer en phase palliative en Australie, démontre que l'anxiété et la fatigue sont les principaux facteurs qui affectent leur qualité de vie et que les corrélations les plus significatives sont celles entre l'anxiété et la dépression.

Il apparaît important de soulever les facteurs ayant un impact sur la qualité de vie des personnes aidantes, et ce, en lien avec les quatre dimensions de la qualité de vie selon Ferrans (1996) :1) la santé et le fonctionnement; 2) la dimension psychologique et spirituelle; 3) la dimension sociale et économique et 4) la dimension familiale.

Au niveau de *la santé et du fonctionnement*, la recension des écrits démontre que plusieurs éléments influencent le bien-être physique des aidantes, entraînant ainsi une détérioration de leur qualité de vie. Les auteurs s'entendent pour affirmer que les symptômes physiques présents sont les résultats de nombreuses sources de stress (Aranda & Hayman-White, 2001; Blanchard *et al.*, 1997; Carter & Chang, 2000; Loke *et al.*, 2003). La fatigue, les céphalées, les problèmes gastriques, les palpitations cardiaques, l'épuisement, la douleur dorsale, l'insomnie, la perte d'appétit et la perte de poids sont tous des éléments perturbateurs de la qualité de vie des aidantes (Loke *et al.*, 2003).

La dimension psychologique et spirituelle est également mentionnée dans certaines études de la qualité de vie chez les personnes aidantes. Quelques auteurs s'entendent pour affirmer que des symptômes physiques peuvent entraîner des manifestations psychologiques (Blanchard *et al.*, 1997; Carter et Chang, 2000). En effet, une étude descriptive corrélationnelle de Carter et Chang (2000), auprès de 51 aidants de personnes atteintes d'un cancer en phase aiguë, démontre une corrélation positive élevée entre la qualité du sommeil et la dépression. À l'aide du *Depression Scale* (CES-D) et du *Pittsburgh Sleep Quality Index* (PSQI), ces chercheurs affirment que 95% des aidants présentent des problèmes sévères au niveau du sommeil et plus de la moitié démontrent des symptômes dépressifs. De surcroît, l'analyse de régression démontre que la qualité du sommeil, le dysfonctionnement journalier et les habitudes de sommeil peuvent prédire à 63,6% la dépression chez les aidants (F=27,32). Cette étude de Carter et Chang (2000) révèle donc que la dépression est un des impacts majeurs chez les aidants prodiguant des soins palliatifs. Blanchard *et al.* (1997) appuient cette affirmation mais précisent d'autres facteurs prédisposant à la dépression, tels que le stade de la maladie, l'âge, le sexe et le fonctionnement familial. Loke *et al.* (2003), pour leur part, énumèrent les symptômes psychologiques les plus fréquents chez les personnes aidantes, qui peuvent contribuer à l'altération de leur qualité de vie. Ces manifestations sont l'angoisse, l'anxiété, les sentiments de remords, d'inquiétude et de solitude, pouvant entraîner l'état dépressif. Mok *et al.* (2003) précisent que des changements peuvent survenir au niveau de leurs valeurs, la santé devenant un aspect prioritaire. La dimension spirituelle de la qualité de vie chez l'aidante peut également être altérée selon les croyances et les valeurs qu'elle y accorde (Volker, 2003). La gentillesse, les prières et l'implication des membres de la communauté religieuse sont des facteurs pouvant influencer cet aspect de la qualité de vie (Taylor, 2003).

Le rôle des aidantes influence également certains aspects présents dans *la dimension sociale, économique et familiale*. En effet, leur vie sociale est souvent restreinte car les responsabilités et les tâches que ces personnes doivent assumer occupent une grande partie de leur temps. Certaines d'entre elles doivent même quitter leur travail pour se consacrer aux soins à domicile (Réseau oecuménique sur les soins de santé, 2003). Une étude exploratoire effectuée par Loke *et al.* (2003) auprès de 21 aidants (6 hommes et 15 femmes) de personnes souffrant d'un cancer en phase palliative, dans le but d'identifier les niveaux de difficultés en ce qui a trait à la relation avec le patient, les demandes physiques, les réactions émotionnelles, les restrictions sociales, les conséquences financières et le soutien familial et social, démontre que trois quarts des aidants rencontrent des difficultés à prendre du temps pour eux-mêmes. À l'aide du *Carer's Assessment of Difficulties* (CADI) et l'*Inventory of Social Support Behaviors* (ISSB), ces chercheurs soulèvent que les conséquences au niveau des finances peuvent avoir un impact sur la dimension sociale. Cette même étude révèle que 80% des familles ont vécu une détérioration de leur train de vie puisque certaines économies devaient être utilisées pour l'achat de médicaments ou d'équipements divers.

Somme toute, plusieurs facteurs contribuent à la qualité de vie des femmes aidantes auprès de conjoints atteints d'un cancer en phase palliative. Que ces facteurs soient qualifiés de conséquences, de déterminants, de caractéristiques ou de symptômes, il n'en demeure pas moins qu'ils sont reliés aux dimensions de la qualité de vie. À cet effet, la satisfaction de l'aidante à l'égard de certains aspects des dimensions de sa vie auxquels elle accorde une importance particulière peut faire en sorte que même certains symptômes minimes peuvent altérer sa qualité de vie.

Construit du soutien social

Le construit du soutien social se caractérise par ses multiples dimensions (Barrera, 1986; Langford, Bowsher, Maloney & Lillis, 1997; Stewart, 1993) et par son inconsistance en terme de définitions (Barrera, 1986; Beauregard & Dumont, 1996; Hupcey, 1998b; Hutchison, 1999; Tardy, 1985). En fait, l'absence de consensus sur la définition conceptuelle du soutien social peut expliquer la présence de nombreux instruments de mesure existants en lien avec différentes dimensions de ce construit (Tardy, 1985; Vaux, 1992). Il existe donc une diversité importante d'approches opérationnelles en ce qui a trait au soutien social, dépendant de l'intérêt des chercheurs (Barrera, 1986; Stewart, 1993; Tardy, 1985).

Le soutien social fait l'objet de certaines études et ce, depuis près d'un demi siècle. Au début, ce construit était alors étudié selon une approche concrète, se référant à des interactions, à des personnes ou à des relations (Veiel & Baumann, 1992). Ce n'est qu'en 1970 qu'il s'est transformé en une nature plus abstraite, se rapportant à une déduction des caractéristiques ou des fonctions des relations sociales (Hupcey, 1998b; Veiel & Baumann, 1992). Caplan (1974) a été un des premiers chercheurs à s'intéresser au soutien social et ce, en lien avec la santé mentale communautaire. Par la suite, ce construit a été le centre d'intérêt de plusieurs études, que ce soit au niveau des sciences biomédicales, béhavioristes ou sociales (House & Kahn, 1985). Le soutien social est donc devenu diversifié selon les différentes approches disciplinaires. En effet, pour les sociologues, il s'est développé en un outil rationnel afin de déterminer les réseaux de soutien alors que pour les psychologues, il est devenu un déterminant des relations sociales en lien avec la maladie ou le *coping* (Hupcey, 1998b). D'autre part, pour les infirmières, le soutien social s'est transformé en moyen pratique pour intervenir au niveau des relations familiales, des besoins des patients et des conséquences de la maladie (Hupcey, 1998b). De surcroît, Stewart (1993) perçoit le soutien social comme étant d'une importance particulière pour les infirmières puisqu'il présente un impact particulier sur le maintien de la santé, sur la participation des patients dans leurs soins, sur l'adaptation lors d'une maladie chronique et sur la guérison d'une maladie aiguë (Hutchison, 1999).

Il existe plusieurs définitions du soutien social et bien que les terminologies soient différentes, quelques caractéristiques communes sont présentes (Hupcey, 1998a). En effet, l'action de soutenir quelqu'un constitue une des composantes principales de ces définitions (Cohen, Mermelstein, Karmarck & Hoberman, 1985; Cohen & Syme, 1985; Shumaker & Brownell, 1984), mais certaines d'entre elles demeurent toutefois vagues. En fait, Cohen *et al.* (1985) caractérisent le soutien social comme étant des ressources procurées par d'autres personnes alors que Norbeck (1981) considère qu'il constitue une assistance mutuelle échangée entre des personnes appartenant à un même réseau social. De façon un peu plus précise, Caplan (1974) décrit ce concept comme étant un ensemble de relations sociales qui permet aux individus d'obtenir des réponses positives à leurs attentes. De consistance avec cette idéologie, Hupcey (1998b) précise que c'est une action intentionnelle qui est effectuée sans contrainte auprès d'une personne avec laquelle il existe une relation personnelle et qui procure une réponse positive. Cobb (1976), pour sa part, définit ce concept comme étant la perception d'une personne de *croire* qu'elle est soutenue, aimée et respectée en plus d'être un membre d'un réseau social. Cette définition du soutien social est celle qui a été retenue pour cette étude puisque la chercheuse s'intéresse à la mesure de l'appréciation subjective du soutien social (qui comprend entre autres l'amour et le respect) et aux sources du réseau de soutien, et ce, en terme de satisfaction chez les aidantes.

Malgré ces divergences dans la spécification du construit du soutien social, plusieurs auteurs se réfèrent à des termes similaires lors de l'analyse. En effet, les relations sociales et le réseau social sont des concepts semblables au soutien social et peuvent parfois occasionner une certaine confusion lors de l'analyse conceptuelle (Hupcey, 1998a; Hutchison, 1999). Le soutien social diffère des relations sociales en ce sens que la qualité des relations entre les individus détermine la façon dont le soutien social sera perçu ou reçu (Barrera, 1986; Hupcey, 1998a). D'autre part, malgré le fait que le réseau social influence la façon dont les actions de soutien seront entreprises, il n'en demeure pas moins que le soutien social constitue l'action alors que le réseau représente surtout une structure et un facteur d'influence (House & Kahn, 1985; Hupcey, 1998a).

Certains auteurs ont préféré diviser ces composantes quasi similaires en catégories ou en dimensions du soutien social, telles qu'indiquées dans le tableau suivant :

Tableau 1

Catégories (dimensions) du soutien social

et les caractéristiques de chacune selon les auteurs

Catégories ou dimensions du soutien social	Caractéristiques	Auteurs
intégration sociale ou cohésion sociale	- liens ou contacts avec les personnes significatives	House et Kahn (1985) Barrera (1986) Laireiter et Baumann (1992) Streeter et Franklin (1992)
soutien reçu et comportements de soutien	- utilisation actuelle des sources de soutien social - écoute - expression des sentiments - appui financier - appui pour réaliser une tâche - affection démontrée	House et Kahn (1985) Barrera (1986) Laireiter et Baumann (1992) Streeter et Franklin (1992) Vaux (1992)
perception du soutien social ou appréciation du soutien	- perception de la disponibilité et de l'efficacité du soutien - satisfaction du soutien reçu - sentiment d'avoir suffisamment de soutien - confiance que le soutien sera disponible au besoin	Barrera (1986) Laireiter et Baumann (1992) Streeter et Franklin (1992) Vaux (1992)
sources du réseau de soutien	- personnes disponibles pour prodiguer de l'aide - interaction entre des personnes qui procurent ou reçoivent une source de soutien	House et Kahn (1985) Laireiter et Baumann (1992) Vaux (1992)

48

Le construit du soutien social se caractérise également par différents types de soutien, que ce soit du soutien associé à de l'aide tangible, telle qu'un appui financier ou encore du soutien associé à de l'aide non tangible, telle qu'un soutien émotionnel (Beauregard & Dumont, 1996). Certains auteurs ont donc divisé ces types de soutien en lien avec la nature de l'aide apportée.

Tableau 2

Types et nature du soutien selon les auteurs

Types de soutien	Nature du soutien	Auteurs
émotionnel	- confiance - empathie - affection - amour - bienveillance - expression et partage des sentiments	- Barrera (1981) - Cohen et Wills (1985) - Tardy (1985)
instrumental	- aide financière et matérielle	- Barrera (1981) - Cohen et Wills (1985) - Tardy (1985) - Krause (1986)
informationnel	- éducation ou enseignement	- Cohen et Wills (1985) - Krause (1986)
appréciation	- communication rétroactive réconfortante	- Barrera (1981) - Tardy (1985)
assistance physique	- partage des tâches	- Barrera (1981)
conseils	- avis	- Barrera (1981)
participation sociale	- activités de loisirs ou sociales	- Barrera (1981) - Cohen et Wills (1985)

Les sources du soutien social se divisent en deux catégories distinctes, soit le soutien formel et le soutien informel (Beauregard & Dumont, 1996; Gottlieb, 1981; Streeter & Franklin, 1992; Vaux, 1992). Les sources de soutien informel constituent le soutien provenant des membres de la famille ou des amis. Que ce soit de l'aide pour les repas, les transports, l'entretien ménager ou encore de l'empathie et de l'écoute, le soutien informel peut permettre aux aidantes de se sentir moins seules dans l'accomplissement de leurs nombreuses responsabilités (Aranda & Hayman-White, 2001; Mok *et al.*, 2003). Le soutien formel, pour sa part, découle des organisations, telles que les organismes gouvernementaux ou les agences privées (Beauregard & Dumont, 1996; Gottlieb, 1981). Les infirmières sont souvent des personnes ressources pour les aidantes, d'où l'importance qu'elles puissent leur fournir l'enseignement requis pour les soins à domicile, en plus de les référer à des services communautaires accessibles (Burns, Dixon, Smith & Craft, 2004; Courtens, Stevens, Crebolder & Philipsen, 1996; Mok *et al.*, 2003). Il va de soi que la source du soutien requise dépend grandement des besoins des individus (Hupcey, 1998a). Elle constitue donc un facteur important dans l'acceptation ou le rejet du soutien de la part de la personne concernée (Cohen & Syme, 1985).

Conformément à ces différentes caractéristiques du soutien social, des instruments de mesure ont été élaborés par les auteurs. Certains d'entre eux se réfèrent à des mesures objectives telles que la quantité des contacts sociaux ou des relations sociales (House & Kahn, 1985) alors que d'autres sont plutôt de nature subjective, telles que la perception ou la satisfaction du soutien (Hupcey, 1998b). Puisqu'il est difficile de faire le choix d'un instrument de mesure pouvant répondre à toutes les caractéristiques du soutien social, il importe d'analyser chacune des méthodes empiriques selon la nature du problème ou de l'étude effectuée (Cohen & Syme, 1985; House & Kahn, 1985). Les instruments varient donc selon les diverses dimensions attribuées au concept du soutien social (Tardy, 1985; Vaux, 1992). Voici quelques exemples d'instruments qui illustrent ce fait.

L'*Inventory of Socially Supportive Behaviors* (ISSB) de Barrera, Sandler et Ramsay (1981) a été conçu dans le but de mesurer les comportements de soutien. Cet instrument est surtout axé sur des mesures quantitatives, telles que le nombre de fois où une personne a démontré une source de soutien tangible ou non tangible (Barrera, Sandler & Ramsay, 1981; Beauregard & Dumont, 1996). La mesure est donc centrée sur les comportements et ne tient pas compte des dimensions de la relation et de la perception du soutien.

L'*Interpersonal Support Evaluation List* (ISEL) élaboré par Cohen *et al.* (1985), comprend une liste d'énoncés permettant de mesurer la perception de la disponibilité des ressources sociales. L'aide matérielle, l'appréciation, l'estime de soi et le sentiment d'appartenance représentent les sous-échelles de cet instrument (Beauregard & Dumont, 1996; Cohen *et al.,* 1985).

L'*Arizona Social Support Interview Schedule* (ASSIS) de Barrera (1981), permet d'évaluer le réseau de soutien social et la satisfaction du sujet à l'égard du soutien reçu (Barrera, 1981; Beauregard & Dumont, 1996; Tardy, 1985). Ainsi, les personnes fournissant différents types de soutien peuvent être identifiées ainsi que le degré de satisfaction de la personne à l'égard du soutien reçu (Barrera, 1981).

Parallèlement à cette option de mesurer plusieurs dimensions du concept du soutien social, Vaux (1992) a développé un ensemble de trois instruments permettant de mesurer le soutien social dans sa globalité. Ces échelles de mesure, élaborées en 1982, sont les suivantes: le *Social Support Appraisals* (SS-A) *Scale* qui mesure l'appréciation subjective du soutien social, le *Social Support Behavior Scale* (SS-B) qui est plutôt axé sur différents types de comportements du soutien et finalement, le *Social Support Resources Scale* (SS-R) qui a été construit dans le but de mesurer les sources du réseau de soutien (Vaux, 1992). Deux de ces instruments seront utilisés pour cette étude, soit le SS-A et le SS-R en version modifiée. En effet, à l'aide du SS-A, il sera possible de mesurer l'appréciation subjective du soutien social chez les aidantes alors que la version modifiée du SS-R permettra à la chercheuse d'identifier les principales sources de leur réseau de soutien social formel et informel.

Malgré beaucoup d'efforts dans le but de retracer des études effectuées avec les instruments de Vaux, une seule étude pertinente a été retenue, soit celle de Slack et Vaux (1988) effectuée auprès de 114 étudiants d'un collège, ayant pour but d'examiner le lien entre l'appréciation des événements indésirables de la vie, l'humeur dépressive et le soutien social. Les participants à l'étude devaient avoir vécu au moins un événement indésirable de la vie au cours de la dernière année. Le *Social Support Appraisals* (SS-A) *Scale* de Vaux (1982) a été utilisé afin d'évaluer l'appréciation subjective du soutien social de la part des étudiants à l'étude. Les résultats démontrent que bien que la relation soit significative entre le soutien social et la dépression (corrélation négative), la perception des événements n'est pratiquement pas influencée par le soutien social. En effet, les étudiants ayant recours à des sources de soutien révèlent ne pas se sentir plus préparés pour certains événements de la vie ou encore l'impact de ces événements n'a pas été moindre suite au soutien social reçu.

Soutien social chez les aidantes de conjoints atteints d'un cancer
en phase palliative

Le soutien social des aidantes est relié à l'assistance dans les tâches, au soutien émotif et informationnel, de même qu'à la disponibilité des membres de la famille ou des amis (Loke *et al.,* 2003). Il est considéré également comme étant la source prioritaire pour faciliter le *coping* des aidantes dans les circonstances difficiles (Loke *et al.,* 2003; Melin-Johansson, Axelsson & Danielson, 2007).

Plusieurs études effectuées sur le concept de la qualité de vie des aidantes auprès de personnes souffrant d'un cancer soulignent l'importance du soutien de la part des professionnels de la santé, des amis et des autres membres de la famille (Borneman *et al.,*2003; Loke *et al.,*2003; Mellon & Northouse, 2001; Mok *et al.,* 2003). La disponibilité des amis ou des membres de la famille pour les repas, les transports ou autres services, ainsi que l'enseignement et le soutien provenant de l'infirmière, sont des aspects relevés dans plusieurs études en ce qui a trait à l'amélioration de la qualité de vie des personnes aidantes (Aranda & Hayman-White, 2001; Blanchard *et al.*, 1997; Loke *et al.*, 2003; Mok *et al.*, 2003). Des contributions gouvernementales en ce qui concerne la couverture financière des médicaments, des programmes communautaires (Fleming *et al.*, 2006) et des prestations d'assurance-emploi peuvent également influencer positivement la qualité de vie des aidantes (Comité *De la vie et de la mort*, 2000; Romanow, 2002). De surcroît, des services communautaires disponibles 24 heures par jour et l'accessibilité aux différents groupes d'entraide présentent des sources de satisfaction en ce qui a trait au soutien disponible (Lundh, 1999).

Burns, Dixon, Smith et Craft (2004) ont étudié une population de personnes atteintes d'un cancer en phase palliative et leur conjoint (e), dans le but de décrire les connaissances des patients et des aidants sur les services communautaires et de soutien accessibles en plus d'identifier les relations entre les connaissances de ces services et les caractéristiques sociodémographiques et cliniques de ces personnes. Deux autres buts de l'étude consistaient à identifier l'utilisation de ces services de la part des patients en plus de déterminer si les connaissances ou l'utilisation de ces services changeaient avec le temps. Cette étude descriptive corrélationnelle a été réalisée auprès de 129 dyades en Australie. Les principaux résultats démontrent que les patients connaissent davantage les services de santé et les services communautaires comparativement à la personne aidante, mais ces connaissances sont variables et de niveau inférieur pour les gens associés avec un cancer en phase palliative. Les services communautaires les plus connus sont ceux de sources non-médicales (infirmières en communauté, travailleurs sociaux, familles, amis et autres services tels que les repas ambulants ou les transports en commun). La source à laquelle les patients ont été sélectionnés semble avoir une influence en ce qui a trait aux connaissances des services. En effet, les patients provenant d'une clinique médicale d'oncologie et les patients hospitalisés ont démontré une plus grande connaissance des services communautaires que les patients qui ont été recrutés à la clinique de radiothérapie. Les services d'infirmières communautaires ont été les plus utilisés par les patients (48%) alors que seulement 12% ont eu recours aux services d'infirmières en soins palliatifs. De plus, l'étude a révélé qu'il n'y avait aucun changement significatif en ce qui concerne l'acquisition des connaissances avec le temps.

L'article de Burns *et al.* (2004) démontre clairement que les patients connaissent davantage les services communautaires que la personne aidante. De plus, les patients provenant d'une clinique médicale d'oncologie et les patients hospitalisés semblent plus informés en ce qui a trait à ces services. Ceci pourrait peut-être s'expliquer par le fait que l'enseignement ou l'information à l'égard de ces services disponibles sont surtout transmis aux patients en milieu hospitalier. Cette explication plausible viendrait alors justifier le niveau inférieur des connaissances face à ces services pour les personnes associées avec un cancer en phase palliative. Ces individus se trouvent souvent à domicile et ne peuvent pas bénéficier de cette source d'information. Il va de soi que l'utilisation des services communautaires soit à un niveau inférieur pour cette population.

Parallèlement à cette étude, certains auteurs stipulent que bien que des services de soutien leur soient offerts, les personnes aidantes sont parfois réticentes à les utiliser (Hudson *et al.*, 2004; Mok *et al.*, 2003). En effet, la personne peut refuser le soutien offert si elle détient de bons mécanismes de *coping* alors que celle expérimentant de grandes difficultés d'adaptation en situation de crise peut nécessiter davantage de soutien et l'accepter de façon plus volontaire (Hupcey, 1998a). Hudson *et al.* (2004) stipulent que les personnes atteintes de la maladie et leurs aidants peuvent choisir de ne pas discuter de leurs problèmes avec les professionnels de la santé de peur de les déranger. De plus, en se référant aux facteurs d'influence d'acceptation du soutien social énumérés dans l'analyse conceptuelle, il importe de préciser que les caractéristiques individuelles de chaque individu doivent également être considérées. À vrai dire, certaines personnes préfèrent vivre dans l'intimité et ne désirent aucunement partager leurs inquiétudes avec des amis ou la famille alors que d'autres n'ont tout simplement pas confiance qu'elles pourront prodiguer de bons soins (Mok *et al.,*2003).

Une autre étude en lien avec le soutien social est celle de Loke *et al.* (2003), qui a été effectuée à Hong Kong auprès de 21 aidants (6 hommes et 15 femmes) pour des personnes souffrant d'un cancer en phase palliative. Cette étude exploratoire avait pour but d'identifier les caractéristiques de ces aidants en plus d'identifier les niveaux de difficultés en ce qui a trait à la relation avec le patient, les demandes physiques, les réactions émotionnelles, les restrictions sociales, les conséquences financières et le manque de soutien familial et social. L'identification de l'importance du soutien social de la part de la famille, des amis et des professionnels de la santé était également un but dans cette étude. Les résultats révèlent que la majorité des aidants perçoivent des difficultés telles que la relation avec le patient, les réactions émotionnelles, les demandes physiques et les restrictions de la vie sociale. Ces aidants estiment que le soutien reçu de la part des infirmières était bénéfique, surtout en ce qui a trait à l'enseignement des techniques (76,2%), au soutien informationnel (95,2%) et aux sources d'aide émotionnelle (95,2%). Les aidants affirment également que le soutien formel provenant des infirmières était plus bénéfique que celui provenant des membres de la famille ou des amis.

De consistance avec cette idéologie du soutien formel, une autre étude effectuée par Kealey et McIntyre (2005), dans le but d'évaluer les services de thérapies communautaires chez les patients atteints d'un cancer en phase terminale et leurs aidants, ont démontré des résultats similaires. En effet, les résultats démontrent des niveaux élevés de satisfaction de la part des patients et des aidants en ce qui a trait à la communication et à l'accessibilité des services de thérapies à domicile chez 30 dyades patient/aidant choisies pour l'étude. De façon plus précise, 83% des patients et 20% des aidants ont affirmé qu'ils étaient au courant du temps des visites des différents intervenants et ils n'ont rencontré aucune difficulté à contacter les intervenants pour des visites au besoin. Seulement 24% des patients et 20% des aidants n'ont pas nécessité de visites supplémentaires au cours du processus. Finalement, 87% des patients et 90% des aidants étaient satisfaits de la fréquence des visites de la part de ces intervenants.

Bien que ces résultats se révèlent plutôt positifs, certaines lacunes au niveau des services de thérapies à domicile ont été relevées dans cette étude. De fait, plusieurs pièces d'équipement fournies par ce service communautaire, tels que des appareils d'appui pour la marche ou autres, ne se sont pas avérées d'une grande importance, autant pour les patients que pour les aidants. De plus, les données obtenues selon la méthode qualitative démontrent clairement que les patients et les aidants percevaient le rôle des intervenants comme étant surtout axé sur les besoins physiques et fonctionnels et très peu sur l'aspect psychologique. Ce résultat vient donc confirmer l'affirmation de Kealey et McIntyre (2005) sur le fait que les professionnels de la santé considèrent les aidantes comme étant des partenaires de travail, ce qui fait en sorte que l'aspect émotionnel est parfois mis sous silence.

Jansma, Scure et de Jong (2005), pour leur part, ont opté pour une étude plus approfondie au niveau des besoins des aidants auprès de personnes atteintes d'un cancer en phase palliative. Un total de 96 sujets ont participé à la recherche, que ce soit par la méthode qualitative ou le questionnaire quantitatif. Les résultats soulignent que la communication constitue l'aspect prioritaire pour les aidants (30%), suivie de l'information pratique (26%), de la santé des aidants (17%) et finalement, de tout ce qui englobe le réseau social (4%). Les sujets ont verbalisé leur accord de participer aux soins à domicile mais ce, avec des professionnels compétents qui assurent une disponibilité au besoin et qui détiennent une certaine expérience avec les soins palliatifs et les pertes encourues.

Suite à l'interprétation de ces différentes études, il est apparent qu'il existe une contradiction en ce qui a trait aux sources prioritaires de soutien. En effet, Loke *et al.* (2003), qui ont étudié une population d'aidants auprès de personnes souffrant d'un cancer en phase terminale, ont révélé de façon significative que le soutien formel reçu de la part des infirmières était plus bénéfique que celui provenant des membres de la famille ou des amis. Une conclusion similaire est survenue suite à l'étude de Jansma *et al.* (2005) qui démontre clairement que la compétence et l'expertise des personnes prodiguant le soutien sont des aspects prioritaires. Morse et Fife (1998), pour leur part, ont démontré que peu importe le stade de la maladie, le soutien familial demeurait la source de soutien la plus importante pour les aidants. Hupcey et Morse (1997) appuient cette affirmation en précisant que les ressources professionnelles ou communautaires ne sont pas toujours considérées comme des sources de soutien de la part des personnes recevant cet appui, comparativement aux membres de la famille et des amis.

Les études rapportent que tous les types de soutien peuvent contribuer à une meilleure adaptation. Cependant, les sources de soutien social suscitent une confusion à savoir si le soutien formel ou informel est le plus apprécié de la part des aidantes.

Impact du soutien social sur la qualité de vie des aidantes

Très peu d'études en soi consistent à examiner les relations entre le concept de la qualité de vie et celui du soutien social. Par conséquent, certaines études comparables seront utilisées afin d'explorer l'influence du soutien social sur la qualité de vie des aidantes.

Une étude descriptive corrélationnelle de Courtens, Stevens, Crebolder et Philipsen (1996), effectuée auprès de 51 patients nouvellement diagnostiqués d'un cancer, avait pour but de décrire les changements en ce qui a trait à la qualité de vie, au réseau social et au soutien social des patients à l'étude en plus de décrire la relation entre ces variables. Cette étude longitudinale a permis de suivre les patients pendant une période d'un an. Les principaux résultats révèlent que les capacités de fonctionnement des patients augmentent et que les plaintes physiques diminuent au cours de l'année. Aucun changement significatif au niveau de la dimension psychologique n'a été dépisté au cours de cette même année. Le soutien émotionnel a démontré une corrélation positive avec la qualité de vie des patients alors que la relation s'est révélée négative entre le soutien instrumental, tel que l'assistance technique, et la qualité de vie.

Une deuxième étude, soit celle de Mellon et Northouse (2001), avait pour but d'examiner la qualité de vie des familles et d'évaluer le modèle familial de survivance (élaboré à partir du modèle de résilience de McCubbin & McCubbin, 1991). Cette étude corrélationnelle effectuée au Michigan auprès de 123 familles dont un des membres souffrait d'un cancer, démontre une corrélation positive entre le soutien social et la qualité de vie des membres de la famille. En effet, les résultats révèlent que le modèle familial de survivance explique 63% des variances de la qualité de vie des familles. Une relation positive a été retrouvée entre : les sources de stress au cours de la phase de rémission (craintes familiales, peur de la récidive et craintes somatiques) et la perception de la maladie chez la famille; les ressources familiales et la perception positive de la maladie par la famille et finalement, la perception positive de la maladie et la qualité de vie des membres de la famille. Ces résultats confirment l'énoncé de Monahan et Hooker (1997) soutenant qu'une relation significative existe entre le soutien social et le niveau de détresse, de dépression ou de bien-être chez les aidants. De surcroît, l'étude démontre que le soutien social prédit 25% de la qualité de vie des sujets.

L'étude de Grov, Fossa, Sorebo et Dahl (2006), pour sa part, effectuée auprès de 96 aidants de personnes atteintes d'un cancer en phase palliative, avait pour but d'examiner l'influence de l'estime de soi, du soutien familial, de l'état financier et de l'horaire quotidien sur le fardeau des aidants. Cette étude, exécutée en Norvège, démontre des résultats un peu contradictoires aux recherches précédentes en ce qui a trait au soutien social en lien avec la qualité de vie. En effet, aucune relation n'a été établie entre le soutien social reçu et le fardeau chez les aidants. Bien que les concepts de la qualité de vie et du fardeau soient distincts, il est possible de croire que plus le fardeau est élevé, plus la qualité de vie est altérée. Étant donné qu'aucune relation n'a été identifiée entre le soutien social et le fardeau des aidants dans cette présente étude, il va de soi que la relation entre le soutien social et la qualité de vie n'est pas clairement tangible.

En tout état de cause, les auteurs ont relevé l'importance de certaines dimensions du soutien social chez les aidantes auprès de conjoints atteints d'un cancer en phase palliative. Bien que le soutien social semble être relié au concept de la qualité de vie, il existe certaines contradictions.

Cadre de référence - Modèle de la qualité de vie de Ferrans

Le modèle de la qualité de vie de l'infirmière Carol Ferrans (1996) présente une approche individuelle. Basé sur le cadre de référence de Campbell, Converse et Rodgers (1976), il reconnaît que chaque personne possède des valeurs et des perceptions différentes, pouvant ainsi influencer la qualité de vie des individus vivant des conditions similaires (Ferrans, 1996).

Ferrans (1996) a d'abord procédé à une révision des écrits sur le concept de la qualité de vie. Le terme *satisfaction* a été retenu puisqu'il était le plus congruent avec l'approche individuelle (Ferrans, 1996). Campbell *et al.* (1976), pour leur part, ont également opté pour le terme *satisfaction* puisqu'il implique l'expérience cognitive résultant du jugement des conditions de vie de chaque individu. Ainsi, les dimensions de vie de chaque personne sont considérées, selon leur degré *d'importance,* sous forme de satisfaction ou de non satisfaction.

Suite à l'identification des deux points culminants du modèle, soit *l'importance* et *la satisfaction*, Ferrans et Powers (1985) ont effectué des études qualitatives auprès de certaines populations (plus précisément des patients devant recevoir des traitements d'hémodialyse) afin d'identifier les thèmes spécifiques de la qualité de vie et ainsi en déterminer certaines dimensions. Par la suite, ces deux chercheuses ont procédé à une recension des écrits extensive, leur permettant de ressortir 400 études reliées à la qualité de vie et à sa satisfaction envers la vie, et ce, pendant les années 1965 à 1983. Les dimensions de la qualité de vie retrouvées dans ces études ont été synthétisées et comparées à celles retrouvées dans leurs études respectives (Ferrans & Powers, 1985). Finalement, des analyses factorielles ont permis de déterminer de façon plus spécifique la nature et le nombre de domaines reliées à la qualité de vie. En effet, lors d'une étude sur la qualité de vie de 349 patients hémodialysés choisis de façon aléatoire en Illinois, Ferrans et Powers (1985) ont utilisé la méthode *likelihood* afin de clarifier les facteurs de la qualité de vie alors que l'analyse factorielle en composantes principales (rotation Promax) leur a permis d'effectuer la rotation des facteurs. Les résultats ont révélé une solution à quatre facteurs, représentant ainsi les quatre domaines de la qualité de vie, tels que retrouvés dans le modèle de Ferrans (1996) : 1) la santé et le fonctionnement; 2) la dimension psychologique et spirituelle; 3) la dimension sociale et économique et 4) la dimension familiale. L'importance accordée aux éléments présents dans chacune de ces dimensions, en relation avec ses valeurs, influence chaque personne dans sa satisfaction, déterminant ainsi sa qualité de vie (Ferrans, 1996). Ainsi, il va de soi que si les éléments les plus importants pour chacune des personnes ne sont pas satisfaits, la qualité de vie sera altérée. C'est donc à partir de ce cadre que le *Quality of Life Index* de Ferrans et Powers (1985) a été élaboré.

Le modèle de la qualité de vie de Ferrans (1996) est donc un cadre de référence de choix pour cette étude puisqu'il préconise l'évaluation de la qualité de vie selon diverses dimensions. Il correspond très bien à la population choisie, soit les aidantes de conjoints atteints d'un cancer en phase palliative, puisqu'elles vivent une problématique similaire. Par ailleurs, ce modèle est favorable à l'intégration de la variable du soutien social afin de vérifier les relations entre ce construit et la qualité de vie de l'aidante. La figure I à la page 64 illustre une représentation schématique du modèle de la qualité de vie de Ferrans avec les concepts à l'étude.

Ferrans (1996) précise que la validité externe de son modèle est soutenue par les études de Ferrell, Grant et Padilla (1991). En effet, ces auteurs ont développé un modèle dans lequel quatre dimensions similaires de la qualité de vie sont présentes, soit : 1) le bien-être physique et les symptômes; 2) le bien-être social; 3) le bien-être psychologique et 4) le bien-être spirituel (Ferrell *et al.*, 1995). Ces chercheurs ont recueilli leurs données qualitatives à partir d'entrevues, entre autres auprès de personnes atteintes d'un cancer. Cette similitude entre les deux modèles et la consistance entre les dimensions du modèle et celles retrouvées dans la littérature contribuent à la validation du cadre de Ferrans.

Cette recension des écrits a fait état des notions générales sur les concepts de la qualité de vie et du soutien social ainsi que des liens entre ces concepts et la population à l'étude. L'impact du soutien social sur la qualité de vie des aidantes a été présenté, suivi d'une explication du cadre théorique sélectionné ainsi que sa pertinence dans cette présente étude.

Figure I

ADAPTATION DU MODÈLE DE LA QUALITÉ DE VIE DE FERRANS
AVEC INCLUSION DU SOUTIEN SOCIAL

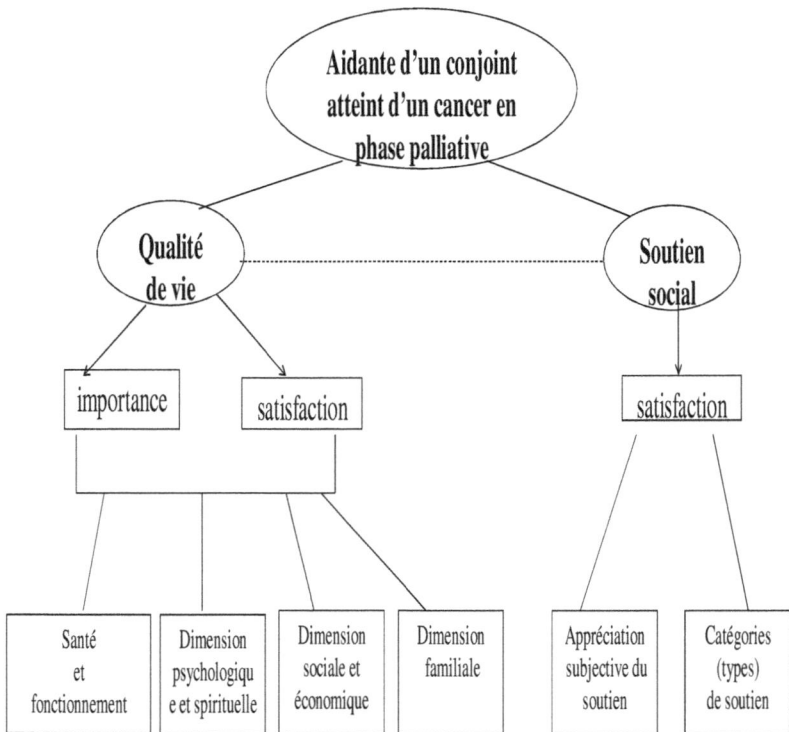

Adapté librement de Ferrans, 1996. (Morin, 2007)

CHAPITRE III

Méthodologie

Cette section décrit le plan de l'étude et la méthodologie. Le type d'étude est identifié, suivi d'une définition conceptuelle et opérationnelle des variables à l'étude, d'une description de l'échantillon et du déroulement de l'étude ainsi que des instruments utilisés. Les forces et les limites de l'étude sont énumérées, ainsi qu'une description du plan de l'analyse. Finalement, les considérations éthiques sont présentées.

Type d'étude

Ce devis de recherche de type descriptif et corrélationnel permet de décrire les dimensions de la qualité de vie qui sont les plus affectées, ainsi que l'appréciation subjective du soutien social, les sources et les catégories (types) de soutien, chez les aidantes de conjoints atteints d'un cancer en phase palliative, en plus d'explorer l'existence de liens possibles entre ces variables.

Définition et opérationnalisation des variables

Voici les définitions retenues pour la présente étude.

Qualité de vie :
Définition conceptuelle
La sensation de bien-être qu'éprouve une personne lorsqu'elle est satisfaite des divers aspects de sa vie auxquels elle accorde une importance particulière (Ferrans & Powers, 1985).

Mesure opérationnelle

Cette variable est mesurée à l'aide de la version française de l'instrument de mesure *Quality of Life Index* de Ferrans et Powers (1984), soit la Version Générique III (traduction de Gagnon, 1986).

Soutien social :

Définition conceptuelle

La perception d'une personne de croire qu'elle est soutenue, aimée et respectée en plus d'être un membre d'un réseau social (Cobb, 1976).

Mesure opérationnelle

Le soutien social est mesuré à l'aide de l'instrument de mesure *Social Support Appraisals* (SS-A) *Scale* de Vaux (1982), élaboré explicitement à partir de la définition du soutien social de Cobb (1976). La version française de cet instrument, réalisée par la chercheuse, a été utilisée. À ce questionnaire ont été greffées quelques questions traduites en français provenant du *Social Support Resources Scale* (SS-R) de Vaux (1982), afin de recueillir des données sur le soutien formel et informel.

Outils de collecte de données

Trois instruments de collecte de données ont été utilisés dans le cadre de cette recherche. Un questionnaire élaboré par la chercheuse, permettant de recueillir des données sociodémographiques et médicales, a été administré afin d'identifier les variables attributs. Des versions françaises du *Quality of Life Index* de Ferrans et Powers (1984) et du *Social Support Appraisals* (SS-A) *Scale* de Vaux (1982), en plus de quelques questions provenant du *Social Support Resources Scale* (SS-R) de Vaux (1982), ont été utilisées comme instruments de mesure des variables clés.

Formulaire de données sociodémographiques et médicales

Ce questionnaire, élaboré par la chercheuse, a permis de décrire la population à l'étude. Des informations telles que l'âge, le sexe, le niveau de scolarité, l'emploi ainsi que des caractéristiques reliées à l'état de santé de la personne aidante, les activités sociales et les loisirs ont ainsi été obtenues (appendice A).

Version originale du Quality of Life Index (QLI)

Le *Quality of Life Index* (QLI), élaboré par les infirmières Ferrans et Powers (1984), a permis de mesurer la qualité de vie des aidantes, selon *l'importance* qu'elles accordent aux quatre dimensions de la qualité de vie (33 énoncés au total) et selon *la satisfaction* des aidantes à l'égard de ces mêmes dimensions de la qualité de vie (33 énoncés). Rappelons que les dimensions de la qualité de vie retrouvées dans le questionnaire sont : *1) la santé et le fonctionnement* (12 énoncés : # 1, 2, 3, 4, 5, 6, 7, 11, 16, 17, 18, 25); *2) la dimension psychologique et spirituelle* (8 énoncés : # 26, 27, 28, 29, 30, 31, 32 et 33); *3) la dimension sociale et économique* (8 énoncés : # 13, 15, 19, 20, 21, 22, 23 et 24) et *4) la dimension familiale* (5 énoncés: # 8, 9, 10, 12 et 14). Des questions reliées à la santé, à la famille, à la relation conjugale, aux loisirs, à l'éducation, aux croyances, au soutien affectif des autres et à la satisfaction face à la vie en général font donc partie intégrante du questionnaire (Ferrans & Powers, 1985). Le choix des réponses est construit selon une échelle ordinale de type Likert (Fortin, 2010). La première partie du questionnaire indique le degré de *satisfaction* selon une échelle de 1 (très insatisfait) à 6 (trés satisfait). La deuxième partie, pour sa part, mesure *l'importance* accordée à ces aspects de la vie. Une échelle de 1 (très négligeable) à 6 (très important) permet d'obtenir ces données quantitatives. Le score maximum possible pour les deux sections est de 396. Les scores globaux, quant à eux, découlent des résultats des deux dimensions de la qualité de vie (*importance* et *satisfaction*). Afin d'obtenir ce score global pour les deux dimensions combinées, les réponses à l'égard de *la satisfaction* doivent être réajustées avec celles de *l'importance*. Pour ce faire, Ferrans et Powers (1985) suggèrent de suivre les étapes suivantes : 1) Centrer l'échelle à zéro en soustrayant 3,5 des réponses obtenues pour *la satisfaction* et ce, pour chaque item. 2) Multiplier ces résultats par la réponse obtenue avec l'échelle *d'importance*, pour ce même item. 3) Additionner les réponses de chaque item et la diviser par le nombre d'items qui ont été répondus. 4) Afin d'éviter les valeurs négatives, ajouter 15 à chacun des scores pour finalement obtenir le score final global ou le score de chacune des dimensions de la qualité de vie (en considérant seulement les items reliés à cette dimension). Le score final peut donc varier de 0 à 30, le score le plus élevé indiquant une meilleure qualité de vie (Ferrans & Powers, 1985). En effet, les scores globaux les plus élevés se réfèrent aux dimensions qui sont *les plus satisfaites* et *les plus importantes*, alors que les scores globaux les moins élevés représentent les dimensions qui sont *les moins satisfaites* et *les plus importantes* (Ferrans & Powers, 1985).

La validité de contenu de cet instrument est supportée par le fait que chacun des énoncés retrouvés dans le questionnaire est basé sur la littérature axée sur la qualité de vie (Ferrans & Powers, 1985). La validité de convergence est appuyée par des corrélations positives élevées (r = 0,61; 0,65; 0,75; 0,77; 0,80; 0,83 et 0,93) entre les résultats obtenus avec ce questionnaire et ceux obtenus avec le questionnaire de Campbell, Converse et Rodgers (1976). Ces corrélations positives obtenues avec ces instruments mesurant le même concept démontrent la présence d'une bonne validité convergente (Ferrans & Powers, 1985). L'analyse factorielle, pour sa part, appuie également la validité de construit, permettant de retenir des regroupements de concepts. En effet, cette méthode de validation a révélé les quatre dimensions de la qualité de vie : santé et bien-être; dimension économique et sociale; dimension psychologique et spirituelle; famille (Ferrans, 1998). La fidélité d'homogénéité de l'instrument, pour sa part, est soutenue par un alpha de Cronbach se situant entre 0,84 à 0,89 dans 26 études. La fidélité de stabilité est supportée par des corrélations test-retest de 0,87 à deux semaines d'intervalle et de 0,81 à un mois d'intervalle (Ferrans, 1998).

Version française du Quality of Life Index (QLI)

Pour étudier la qualité de vie des aidantes, la chercheuse a utilisé la version Générique III du questionnaire *Quality of Life Index* de Ferrans et Powers (1984), plus spécifiquement la version traduite par Gagnon en 1986 (copyright 1988), avec quelques modifications, et ce, pour plusieurs raisons. En effet, cet instrument découle du cadre de référence choisi pour cette étude, donc il comprend les quatre dimensions de la qualité de vie qui sont étudiées, en termes d'importance et de satisfaction. Il intègre également une vision objective et subjective de la qualité de vie, aspect important retrouvé dans la mesure de la qualité de vie. En plus d'avoir été traduite dans plusieurs langues, la version générique de cet instrument a été utilisée auprès d'une multitude de populations, que ce soit des personnes atteintes de maladies physiques, psychologiques ou encore une population générale et en santé. Cet instrument peut donc s'appliquer à la population d'aidantes, bien qu'il ne soit pas spécifique à cette population. D'ailleurs, la consistance interne de l'instrument a révélé un alpha de Cronbach de 0,92 lors d'une étude de Scott (2000) auprès d'aidants pour des personnes atteintes d'une défaillance cardiaque.

Certaines versions françaises du *Quality of Life Index* ont été utilisées antérieurement dans d'autres études. Gagnon (1988) a été une des chercheuses à traduire ce questionnaire dans le cadre d'une étude doctorale sur la qualité de vie de personnes paraplégiques et quadriplégiques au Québec. Rappelons que le QLI générique s'applique pour de nombreuses populations. La version française de Gagnon s'intitule *Index sur la qualité de vie* et contient 32 énoncés dans les deux sections au lieu de 33, puisque la question reliée à la douleur a été enlevée. Cette version du questionnaire a été utilisée pour la présente étude, avec quelques modifications mineures. En effet, la question numéro 9 de chaque section a été omise puisque la chercheuse croit qu'il est délicat de discuter de la vie sexuelle des sujets à l'étude, étant donné que le conjoint est atteint d'une maladie en phase palliative. Le questionnaire comprend donc 31 énoncés pour chacune des deux sections. De plus, la question #17 de chaque partie (# 18 dans le questionnaire de Gagnon, 1988) a été modifiée dans le but d'inclure le Nouveau-Brunswick au lieu du Québec. Finalement la question numéro 19 de chaque section (#20 dans le questionnaire de Gagnon, 1988) a été modifiée dans le but d'utiliser l'expression *congé de compassion* (congé temporaire rémunéré afin de prodiguer des soins à domicile) au lieu *d'atteinte d'incapacité*. Tout comme la version originale du questionnaire, les deux mêmes parties sont présentes, avec les termes *satisfaction* et *importance* (appendice B).

La validité et la fidélité de cet instrument ont été analysées par Quevillon (2000) dans le cadre de son étude à la maîtrise en science infirmière. Suite aux analyses factorielles, la version française du QLI démontre une validité de contenu satisfaisante puisque les énoncés présents dans l'instrument se retrouvent, de façon statistiquement significative, en lien étroit avec les quatre dimensions de la qualité de vie. De plus, les corrélations positives entre les énoncés démontrent qu'il y a présence des quatre dimensions de la qualité de vie, telles qu'indiquées par Ferrans et Powers (Quevillon, 2000). La fidélité de la version française, pour sa part, est démontrée par les coefficients alpha de Cronbach supérieurs à 0,90 (Quevillon, 2000). La validité de convergence de la version française du QLI s'est démontrée acceptable lors de la comparaison des scores de qualité de vie de la version française du QLI avec ceux des traductions françaises du *Tennessee Self Concept Scale* (TSCS), de *l'Arizona Social Support Interview Schedule* (ASSIS) et du *Self-Esteem Scale* (SES). Finalement, la validité de différenciation du questionnaire s'est démontrée significative pour quelques concepts, surtout entre la qualité de vie et la satisfaction au travail (Quevillon, 2000).

Social Support Appraisals (SS-A) Scale

Le *Social Appraisals* (SS-A) *Scale*, élaboré par Vaux en 1982, fait partie d'un ensemble de trois instruments permettant de mesurer des dimensions spécifiques du soutien social. Le SS-A mesure plus précisément l'appréciation subjective du soutien social (Beauregard & Dumont, 1996). Basé sur la conceptualisation du soutien social selon Cobb (1976), le SS-A comprend des composantes reliées à la perception de la personne en ce qui concerne l'amour, l'affection et l'estime que lui apportent ses proches, ainsi que le degré d'engagement de la personne dans son réseau affectif et social (Vaux, Phillips, Holly, Thomson, Williams & Stewart, 1986). Des énoncés reliés à la *famille* (8 énoncés : # 2, 4, 7, 9, 11, 13, 18 et 22), aux *amis* (7 énoncés : # 1, 6, 10, 15, 16, 19 et 23) et aux *autres personnes* pouvant être présentes au niveau social et affectif (8 énoncés : # 3, 5, 8, 12, 14, 17, 20 et 21) constituent l'ensemble de l'instrument, obtenant ainsi un total de 23 énoncés (Vaux *et al.,* 1986). L'instrument est élaboré selon une échelle de Likert de 1 (fortement d'accord) à 4 (fortement en désaccord). Le calcul se fait de façon inversée pour les énoncés formulés sous forme négative (# 3, 10, 13, 21 et 22), c'est-à-dire que les réponses doivent être transposées ainsi : 1 = 4, 2 = 3, 3 = 2 et 4 = 1. Le score global se fait simplement en additionnant les scores de chaque énoncé (*score total* = 23 énoncés; score relié à la *famille* = 8 énoncés; score en lien avec les *amis* = 7 énoncés; score relié aux *autres personnes* = 8 énoncés). Plus le score est élevé, moins la personne perçoit qu'elle bénéficie d'une source quelconque de soutien social, le score minimal étant de 23 pour l'ensemble des énoncés (Vaux, 1988).

La validité conceptuelle est appuyée par des corrélations qui varient entre -0,27 et -0,55 pour les résultats obtenus avec le *Center for Epidemiological Studies Depression Scale* de Radloff (1977) et ceux recueillis avec le SS-A (Beauregard & Dumont, 1996). Des résultats similaires sont notés en comparant les données obtenues avec le *UCLA Revised Loneliness Scale* de Shaul (1981) et ceux tirés du SS-A (Beauregard & Dumont, 1996). Ces corrélations négatives démontrent donc la validité divergente de l'instrument (Fortin, 2010). L'analyse factorielle estime également la validité de construit en retenant trois catégories reliées au concept du soutien social : l'évaluation du soutien social; les sources de soutien social; la détresse et le bien-être (Vaux *et al.*, 1986). La consistance interne de l'instrument est soutenue par un alpha de Cronbach de 0,90 alors que la fidélité de stabilité est supportée par des indices de corrélation test - retest variant entre 0,71 et 0,80, auprès de dix échantillons différents (Beauregard & Dumont, 1996; Vaux *et al.*, 1986).

Social Support Resources Scale (SS-R)

Le *Social Support Resources Scale* (SS-R), également élaboré par Vaux en 1982, a pour but de mesurer les sources du réseau de soutien (Vaux *et al.*, 1986). Les répondants doivent dresser une liste de dix personnes qui leur procurent de l'aide dans cinq catégories distinctes, soit : 1) soutien émotionnel; 2) socialisation; 3) assistance pratique; 4) assistance financière et 5) conseils/avis (Beauregard & Dumont, 1996; Vaux *et al.*, 1986). Les mêmes personnes peuvent apparaître dans plus d'une catégorie. À partir de cette liste, des questions spécifiques sont posées à chacun des répondants, en lien avec la fréquence des sources de soutien de la part de cette personne, de l'attachement, de l'équilibre, de la complexité, de la relation, du sexe et des connaissances entre chacune de ces personnes (Vaux *et al.,*1986). La dernière partie du SS-R se réfère à la *satisfaction* des répondants à l'égard du soutien reçu dans chacune des cinq catégories. L'échelle, de type Likert, est conçue de 1 (pas du tout satisfait) à 5 (extrêmement satisfait). Le score maximum possible est de 25. L'analyse démontre que plus le score est élevé, plus les répondantes sont satisfaites du soutien reçu dans chacune des cinq catégories.

La dernière section du questionnaire SS-R, suite à sa traduction en français, a été greffée au SS-A, car la chercheuse croit ainsi avoir obtenu plus d'informations en ce qui a trait au soutien formel. Les modifications apportées au questionnaire ont donc été d'énumérer trois personnes dans chacune des catégories (au lieu de dix), en plus d'omettre toutes les questions de A à H. La *satisfaction* des répondantes à l'égard des différentes catégories (types) de soutien a ainsi complété les données recueillies avec le SS-A, tout en ayant un lien étroit avec le cadre de référence de cette présente étude. Par contre, le score global de cette section de l'instrument SS-R n'a pu être effectué tel qu'il est convenu avec cette échelle puisque seulement quelques sections ont été utilisées. L'analyse des *sources du réseau de soutien* a donc été effectuée de façon qualitative, alors que *la satisfaction à l'égard des différentes catégories (types) du soutien* a été calculée à l'aide de fréquences et de moyennes.

La validité et la fidélité de l'instrument ont été vérifiées auprès d'un échantillon de 98 personnes (étudiants d'un collège). Les résultats démontrent une bonne consistance interne avec un coefficient alpha de Cronbach de 0,76 (Beauregard & Dumont, 1996; Vaux *et al.,* 1986). La fidélité de stabilité, pour sa part, est soutenue par des indices de corrélation test-retest variant de 0,46 à 0,72 (Vaux *et al.,* 1986). Il est à noter également que ce questionnaire a été utilisé avec succès dans différents modes d'études (v.g. questionnaires face à face, sondages, questionnaires par téléphone).

Version française du Social Support Appraisals (SS-A) Scale
et du Social Support Resources Scale (SS-R)

La chercheuse a choisi d'utiliser le SS-A et le SS-R suite à de multiples recherches afin de trouver un instrument du soutien social pouvant mesurer à la fois le soutien formel et le soutien informel. La plupart des instruments de mesure étant axés sur la perception du soutien social, la chercheuse s'est alors penchée sur la possibilité d'englober deux instruments, puisque aucun d'entre eux ne pouvait répondre à lui seul aux besoins de cette étude. Bien que les instruments de Vaux (1982) n'étaient pas traduits dans la langue française, la chercheuse a tout de même opté pour deux de ses instruments, puisqu'il était possible, avec le SS-A, de mesurer l'appréciation subjective du soutien social et avec le SS-R, de mesurer les sources du réseau de soutien, que ce soit du soutien formel ou informel. Ainsi, les deux aspects du soutien social retenus pour cette étude ont pu être étudiés.

La version française des questionnaires SS-A et SS-R a été effectuée par la chercheuse et vérifiée par une professionnelle en traduction (appendice C). La chercheuse a tout d'abord procédé à la traduction du questionnaire SS-A et de la section du questionnaire SS-R qui a été utilisée. Par la suite, une traductrice agréée a retraduit la version française de la chercheuse dans la langue anglaise. Une comparaison de celle-ci avec la version originale des questionnaires en démontre la similitude, bien que certains mots n'étaient pas exactement les mêmes. Par exemple, à la question 6 : "Je peux compter sur mes amis", la traductrice avait inscrit "I can count on my friends", alors que la version originale énonce "I can rely on my friends". Ces similitudes entre les mots ont fait en sorte qu'aucun ajustement n'a été requis entre les deux traducteurs. Le questionnaire ainsi traduit a par la suite été distribué à sept femmes, dont l'infirmière ressource des cliniques d'oncologie, une infirmière de l'unité des soins palliatifs et cinq conjointes effectuant le rôle d'aidante et ce, dans le but de vérifier la compréhension des questions. La constance obtenue quant à la pertinence des énoncés soutient la validation du contenu de la version traduite en français. Donc, aucun changement n'a été effectué dans le questionnaire suite à cette consultation. L'échelle de mesure comprenant ces deux composantes a été intitulée par la chercheuse de la présente étude *Index de l'appréciation subjective du soutien social et de la satisfaction des catégories (types) du réseau de soutien*.

Échantillon

Pour la présente étude, un échantillon non probabiliste de convenance (accidentel) composé de 30 aidantes de conjoints souffrant d'un cancer en phase palliative, a été recruté à partir des cliniques d'oncologie d'hôpitaux de la Régie régionale de la santé quatre (au Nord-Ouest du Nouveau-Brunswick), du département Oncologie-Soins Palliatifs et de la clinique d'oncologie de l'Hôpital Régional Dr-Georges-L.-Dumont de Moncton (au Sud-Est du Nouveau-Brunswick) et par la méthode bouche à oreilles.

Critères d'inclusion

- être l'aidante depuis au moins 1 mois d'un conjoint atteint d'un cancer en phase palliative,
- être âgée de 30 ans et plus,
- demeurer avec son conjoint,
- comprendre et parler le français.

Critères d'exclusion

- être atteinte d'un problème de santé qui nécessite des soins à domicile,
- hospitalisation à long terme du conjoint au moment de la collecte des données.

Milieu

Les rencontres ont été effectuées au domicile des aidantes, dans des locaux des différents hôpitaux ou à un autre endroit selon leur préférence et ce, dans les régions d'Edmundston et de Moncton.

Déroulement de l'étude

Pour la présente étude, les aidantes de conjoints atteints d'un cancer en phase palliative ont été recrutées à partir des cliniques d'oncologie d'hôpitaux de la Régie régionale de la santé quatre (maintenant nommée Réseau de santé Vitalité), après avoir reçu l'approbation du président directeur général de recruter des sujets à partir de son établissement. À prime abord, une rencontre a été effectuée avec l'infirmière ressource en oncologie, afin d'obtenir sa collaboration dans le recrutement des participantes. Un consentement (appendice D) a été élaboré par la chercheuse afin d'obtenir l'accord de l'aidante à ce que l'infirmière ressource puisse divulguer son nom pour une participation possible à cette étude.

Puisque le recrutement des participantes s'est avéré difficile, la chercheuse a obtenu l'autorisation de la part du comité éthique de l'Hôpital Régional d'Edmundston d'avoir recours au service du programme extra-mural et à la méthode bouche à oreilles afin d'obtenir d'autres participants. Une rencontre a donc été effectuée auprès des infirmières du programme extra-mural afin de leur expliquer les modalités de l'étude. De plus, un consentement a été formulé afin que les infirmières puissent divulguer certains renseignements personnels (Appendice E). Cette démarche a été très peu fructueuse, donc une demande a été transmise au comité éthique de l'Hôpital Régional Dr-Georges-L.-Dumont (à Moncton) afin de recruter des participants par l'entremise du département Oncologie-Soins Palliatifs. Les services d'une assistante de recherche ont également été demandés puisque les rencontres avec les participantes devaient se faire individuellement et que la distance présentait un obstacle majeur pour la chercheuse. Une rencontre a été effectuée avec l'infirmière gestionnaire du département Oncologie-Soins Palliatifs dans le but d'obtenir sa collaboration dans le recrutement. Un formulaire de divulgation des renseignements personnels a été élaboré afin que cette dernière puisse transmettre à la chercheuse (ou à son assistante de recherche) les coordonnées des femmes susceptibles de participer à l'étude (Appendice F). L'infirmière spécialisée dans le domaine de la recherche à l'Hôpital Régional Dr-Georges-L.-Dumont a également collaboré au recrutement en faisant des appels téléphoniques aux conjointes de patients atteints d'un cancer en phase palliative qui étaient suivis ou qui recevaient des traitements de chimiothérapie à la clinique externe d'oncologie. Les noms et numéros de téléphone des dames qui acceptaient de participer à l'étude étaient alors transmis à la chercheuse et à l'assistante de recherche.

Après avoir reçu la liste des personnes intéressées, un premier contact téléphonique a été fait par la chercheuse ou l'assistante de recherche afin de leur expliquer brièvement l'implication de la participation à cette étude et un rendez-vous individuel a été fixé avec chacune d'entre elles. Lors de cette rencontre, un consentement de participation à l'étude a été expliqué par la chercheuse ou l'assistante de recherche et signé par la participante. À noter que deux formulaires de consentement ont été élaborés puisqu'un amendement au formulaire initial de consentement a été requis. En effet, dans la région du Sud-Est, il était difficile pour l'infirmière gestionnaire du département d'oncologie de l'Hôpital Dr-Georges-L.-Dumont de recruter les participantes puisque les personnes concernées n'étaient pas toujours au courant, à ce moment précis, que le conjoint était en phase palliative. Le terme "palliatif" a donc été omis du consentement, bien que l'infirmière gestionnaire a tout de même continué de recruter des participants répondant à ce critère (appendice G). En effet, elle devait s'assurer que le patient soit atteint d'un cancer incurable, c'est-à-dire que tout traitement offert ne faisait que prolonger de quelques mois la période terminale ou encore qu'il était donné dans le but d'assurer un confort optimal, autant que possible. L'annonce de cette étape palliative se faisait par le médecin (oncologue ou interniste), lors d'une rencontre en oncologie (pour la plupart). Lors des visites de la chercheuse et de l'assistante de recherche, toutes les aidantes, sans exception, étaient au courant que leur conjoint souffrait d'un cancer incurable. Après la signature du consentement, les questionnaires ont été remplis. La durée des rencontres a été d'environ une heure à une heure et demie. S'il s'avérait impossible de faire tout le processus dans une seule rencontre, la possibilité d'en effectuer une deuxième a été envisagée. Tous les questionnaires ont été remplis par la chercheuse ou son assistante de recherche.

Forces et limites de l'étude

La principale force de cette étude est certes le fait que les participantes ont toutes été rencontrées individuellement, soit par la chercheuse ou par son assistante de recherche. Ainsi, les questionnaires ont été remplis avec stabilité et rigueur et les dames ont pu exprimer leurs sentiments en se sentant écoutées. Une autre force est celle de la combinaison des questionnaires afin de mesurer le soutien social. En effet, les questionnaires mesuraient tout aussi bien le soutien formel que le soutien informel, aspect qui demeure encore un peu incertain dans les études.

Par contre, certaines limites s'imposent, telles que le nombre limité de participantes et la méthode d'échantillonnage de convenance. Le fait que l'étude soit transversale dans le temps et l'information recueillie, basée sur les perceptions des aidantes ainsi que sur leur capacité d'introspection, s'avèrent également des limites. Finalement, la version française des instruments de mesure du soutien social peut également présenter une limite, étant donné que ces instruments ont été utilisés pour la première fois.

Plan d'analyse des données

La collaboration d'une technicienne en informatique de l'Université de Moncton, campus d'Edmundston, a été requise pour cette section de l'étude, en particulier pour la saisie des données. Les conseils d'un statisticien ont également été utilisés judicieusement. Le logiciel SPSS est celui qui a été utilisé pour les différentes statistiques. L'analyse débute par la description de l'échantillon à l'aide de statistiques descriptives, plus précisément les fréquences absolues et les fréquences relatives. Le test non-paramétrique T-test de Student a été utilisé pour vérifier l'homogénéité des participantes provenant de la région du Nord-Ouest et celles de la région du Sud-Est. La consistance interne des deux instruments de mesure a été obtenue en vérifiant le coefficient alpha de Cronbach. Finalement, les statistiques descriptives telles que les mesures de tendance centrale (moyenne) et de dispersion (écart-type) ont permis d'analyser les questions de recherche relatives à la qualité de vie et au soutien social des aidantes. Les scores globaux des instruments de la qualité de vie et du soutien social ont été obtenus selon les étapes établies dans ces deux mêmes questionnaires, alors que le coefficient de corrélation de Pearson (r) a permis d'examiner la relation entre les variables. Le seuil de signification a été fixé à 0.05, ce qui est considéré acceptable en recherche dans la discipline des sciences infirmières (Fortin, 2010).

Considérations éthiques

Cette recherche a été soumise aux comités éthiques de l'Université de Moncton, de la Régie régionale de la santé A et de l'Hôpital Régional Dr-Georges-L.-Dumont de Moncton, pour fins d'approbation. Une lettre a également été envoyée au président directeur général de la Régie régionale de la santé A afin d'obtenir son autorisation pour le recrutement des sujets.

Les droits à l'autodétermination ont été respectés en assurant la participation volontaire des aidantes à la présente étude et en leur procurant les connaissances nécessaires à un consentement éclairé. Elles ont également été informées qu'elles pouvaient se retirer de l'étude à tout moment.

Le droit à l'anonymat et à la confidentialité a été assuré lors du recrutement de la population en demandant la collaboration de l'infirmière ressource des cliniques d'oncologie de la Régie régionale de la santé quatre, de l'infirmière ressource du programme extra-mural, de l'infirmière gestionnaire du département Oncologie-Soins Palliatifs de l'Hôpital Régional Dr-Georges-L.-Dumont de Moncton ainsi que de l'infirmière spécialisée en recherche de cette même institution, en plus de spécifier aux répondantes potentielles que leur identité ne sera reconnue sur aucun document. Pour ce qui concerne la méthode de bouche à oreilles, la personne concernée devait donner son accord à une tierce personne avant que la chercheuse puisse la contacter pour participer à l'étude.

Les droits à un traitement juste et équitable, à la protection contre l'inconfort et le préjudice et au rapport risques/bénéfices ont été considérés dans le formulaire de consentement indiquant le but et les modalités de l'étude. Toutefois, une modalité s'est imposée lors de la phase empirique, avec l'approbation du comité éthique de l'Hôpital Régional Dr-Georges-L.-Dumont. En effet, les mots "phase palliative" ont dû être enlevés du consentement puisque d'après l'infirmière gestionnaire de la clinique Oncologie-Soins Palliatifs, certaines personnes n'étaient pas au courant que leur conjoint était considéré en phase palliative au moment du recrutement. Bien que les aidantes et leurs conjoints étaient tous au courant que le cancer était incurable lors de la rencontre subséquente avec la chercheuse ou son assistante, il ne fut pas jugé nécessaire de remettre les termes "phase palliative" dans le consentement, car celui-ci avait déjà été amendé. Finalement, le formulaire de consentement a été signé par chacune des répondantes et gardé sous clé.

Chapitre IV

Présentation des résultats

Ce présent chapitre porte sur la présentation des résultats de l'étude. Tout d'abord, la description des participantes est présentée, suivie des résultats de l'analyse de consistance interne des instruments de mesure. Par la suite, les résultats relatifs aux sept questions de recherche sont exposés, ainsi que certaines analyses complémentaires.

Description de l'échantillon

Trente femmes effectuant le rôle d'aidante auprès de leur conjoint atteint d'un cancer en phase palliative ont accepté de participer à cette étude. Dix-neuf d'entre elles proviennent de la région du Nord-Ouest du Nouveau-Brunswick, alors que les autres habitent au Sud-Est de la province. Quatorze participantes (46,7%) sont âgées entre 61 à 70 ans. Quatorze femmes ont complété des études postsecondaires (sept au niveau collégial et sept au niveau universitaire), alors que 11 d'entre elles ont terminé leurs études secondaires. Pour leur part, cinq femmes ont cessé leurs études au niveau primaire. La moitié des femmes (50%) sont présentement à la retraite, alors que dix d'entre elles détiennent toujours un emploi. Le revenu financier familial se situe entre 10 000 à 30 000 dollars pour douze de ces femmes, alors que dix d'entre elles bénéficient d'un revenu familial se situant entre 30 000 à 50 000 dollars. Le tableau 3 illustre les caractéristiques sociodémographiques de l'ensemble de ces 30 femmes.

Tableau 3

Caractéristiques sociodémographiques des participantes
(n=30)

Variables	Fréquence absolue (n)	Fréquence relative (%)
Âge		
30 à 40 ans	0	0
41 à 50 ans	4	13,3
51 à 60 ans	6	20,0
61 à 70 ans	14	46,7
71 à 85 ans	6	20,0
Scolarité		
Études primaires	5	16,7
Études secondaires	11	36,7
Études collégiales	7	23,3
Études universitaires	7	23,3
Autres	0	0
Statut d'emploi		
Emploi		
temps plein	8	26,7
temps partiel	1	3,3
occasionnel	1	3,3
Sans emploi		
par choix	1	3,3
chômage	0	0
congé de maladie	2	6,7
congé de compassion		
Retraite	0	0
Autres	15	50,0
	2	6,7
Revenu financier familial		
10 000$ à 30 000$	12	40,0
30 000$ à 50 000$	10	33,3
50 000$ à 70 000$	6	20,0
70 000$ à 100 000$	2	6,7
plus de 100 000$	0	0

Le tableau 4 reflète le profil familial et médical des participantes à l'étude. Ainsi, la majorité des femmes habitent avec leur conjoint depuis plus de 25 ans (80%) et seulement l'une d'entre elles n'a pas d'enfants (3,3%). Chaque famille présente une moyenne de 2 à 4 enfants, l'âge variant entre 10 à 60 ans. Quant aux caractéristiques médicales des aidantes, quinze femmes souffrent d'un ou plusieurs problèmes de santé quelconques, alors que le reste n'en éprouve pas. Seize des trente participantes ont recours à un somnifère ou à un anxiolytique et trois autres nécessitent ces deux médicaments.

Tableau 4

Profil familial et caractéristiques médicales des participantes
(n=30)

Variables	Fréquence absolue (n)	Fréquence relative (%)
Nombre d'années avec conjoint		
moins de 10 ans	0	0
11 ans à 25 ans	6	20,0
plus de 25 ans	24	80,0
Nombre d'enfants		
0	1	3,3
1	3	10,0
2	6	20,0
3	6	20,0
4	7	23,3
5	5	16,7
6	2	6,7
Problèmes de santé		
non	15	50,0
oui	15	50,0
Médicaments		
Somnifère	7	23,3
Anxiolytique	9	30,0
Somnifère et anxiolytique	3	10,0
Aucun	11	36,7

Les caractéristiques médicales des conjoints atteints d'un cancer en phase palliative sont présentées au tableau 5. La majorité des conjoints ont été diagnostiqués d'un cancer depuis plus d'un an (60%). Les types de cancer primaires rencontrés sont le cancer colorectal, hépatique, pulmonaire et de la prostate. Huit d'entre eux (26,7%) reçoivent des traitements palliatifs (chimiothérapie palliative) pour le contrôle de la douleur, alors que treize de ces conjoints (43,3%) bénéficient des services des infirmières du programme extra-mural (PEM) pour certains soins à domicile, tels que les changements de pansements, l'administration d'injections, les soins reliés à la chimiothérapie ou autres. Les deux personnes recevant les services de la Croix Rouge ont recours à ces services pour le prêt de matériel médical (marchette, barres d'appui pour le bain ou autres). Le niveau de dépendance des conjoints en ce qui a trait à leurs activités de la vie quotidienne est majoritairement de semi-dépendant (36,7%) à indépendant (53,3%). Seulement trois d'entre eux (10%) sont complètement dépendants pour leurs activités de la vie quotidienne.

Tableau 5

Caractéristiques médicales des conjoints atteints d'un cancer en phase palliative (n=30)

Variables	Fréquence absolue (n)	Fréquence relative (%)
Temps depuis diagnostic		
1 mois à 3 mois	3	10,0
3 mois à 6 mois	6	20,0
6 mois à 1 an	3	10,0
plus d'un an	18	60,0
Chimiothérapie palliative	8	26,7
Services à domicile		
infirmière du PEM	13	43,3
Croix Rouge	2	6,7
Niveau de dépendance		
complètement dépendant	3	10,0
semi-dépendant	11	36,7
indépendant	16	53,3

Le tableau 6, pour sa part, se réfère aux soins prodigués par les aidantes, ainsi que les moments de répit dont elles peuvent bénéficier. En effet, dix aidantes (33,3%) accordent environ une heure par jour aux soins d'hygiène de leur conjoint alors qu'un bon nombre d'entre elles s'occupent de la préparation des médicaments (43,3%) et des déplacements pour les rendez-vous médicaux de leur conjoint (90,0%). Pour ce qui concerne les moments de répit pour les aidantes, les résultats démontrent que vingt-quatre d'entre elles (80,0%) profitent de quelques moments de répit, variant à moins d'une heure par semaine à cinq heures par semaine. La plupart des aidantes utilisent ce temps pour vaquer à d'autres occupations à l'extérieur du domicile, telles que le magasinage, les rendez-vous médicaux ou autres.

90

Tableau 6

Soins prodigués par des aidantes de conjoints
atteints d'un cancer en phase palliative
(n=30)

Variables	Fréquence absolue (n)	Fréquence relative (%)
Soins		
hygiène	10	33,3
alimentation	0	0
déplacement	10	33,3
administration des médicaments	13	43,3
surveillance de la chimiothérapie	0	0
déplacements pour rendez-vous	27	90,0
autres	0	0
Moments de répit		
moins d'une heure par semaine	12	40,0
1 à 2 heures par semaine	4	13,3
3 à 4 heures par semaine	5	16,7
5 heures par semaine et plus	3	10,0

Bien que les femmes de la région du Nord-Ouest et celles de la région du Sud-Est devaient répondre aux mêmes critères, la chercheuse a cru bon de faire un test d'homogénéité avec quelques caractéristiques sociodémographiques. L'âge, la scolarité, le statut d'emploi et les revenus financiers ne démontrent pas de différence statistiquement significative chez les participantes provenant de ces deux régions. En effet, le test t de *Student* relève des seuils de signification (p) supérieurs à 0,05. D'autres variables telles que le niveau de dépendance du conjoint, la présence ou non de problèmes de santé chez les aidantes, l'aide accessible pour les soins, les moments de répit et les activités et/ou loisirs des aidantes ont toutes obtenu un seuil de signification supérieur à 0,05, ce qui explique que les femmes des régions ciblées vivent des situations similaires à l'égard des soins à domicile de leur conjoint.

Fidélité des instruments de mesure

La fidélité des instruments de mesure utilisés dans la présente étude a été déterminée à l'aide d'analyses de consistance interne de ces instruments. À cet égard, la fidélité de la version française du *Quality of Life Index* (QLI), traduite par Gagnon en 1986 (copyright 1988), a été démontrée par Quevillon (2000) et ce, par des coefficients de Cronbach supérieurs à 0,90. Les tests de fidélité de cet instrument ont été vérifiés dans cette présente étude et ce, malgré le nombre restreint de participantes (30), puisqu'il est recommandé de vérifier la consistance interne des instruments chaque fois qu'un instrument est utilisé (Fortin, 2010). Le tableau 7 révèle les résultats des coefficients de fidélité pour l'ensemble de la partie A (*satisfaction par domaine*), de même que pour la partie B (*importance par domaine*). Les résultats obtenus démontrent une consistance entre les items et une homogénéité adéquate pour l'ensemble de l'instrument. Le coefficient de Cronbach est de 0,874 pour l'ensemble du questionnaire.

Tableau 7

**Coefficients de fidélité pour la partie A (satisfaction par domaine) et
la partie B (importance par domaine) de la version française
du *Quality of Life Index* (n=30)**

Partie	Nombre d'items	alpha de Cronbach
A - satisfaction par domaine	31	0,823
B - importance par domaine	31	0,799

Le tableau 8, quant à lui, démontre les coefficients de fidélité pour chacune des quatre dimensions de la qualité de vie : *la santé et le fonctionnement* (9 énoncés = #1, 2, 3, 4, 11, 12, 13, 22, 23); *2) la dimension psychologique et spirituelle* (8 énoncés = #24, 25, 26, 27, 28, 29, 30, 31); *3) la dimension sociale et économique* (10 énoncés = #9, 10, 14, 15, 16, 17, 18, 19, 20, 21) et *4) la dimension familiale* (4 énoncés = #5, 6, 7, 8) et ce, pour la partie A (satisfaction par domaine) et la partie B (importance par domaine). Dans l'ensemble, cet instrument de mesure démontre des coefficients alpha de Cronbach s'échelonnant entre 0,366 et 0,846. La dernière dimension de la qualité de vie, soit la *dimension familiale*, est celle ayant une consistance interne moins élevée. Par contre, il est important de noter que cette dimension ne contient que quatre énoncés, ce qui peut avoir exercé une influence sur la consistance interne. En effet, d'autres études dont celle de Charron (2005), avec un échantillon de 30 femmes présentant un trouble dépressif, révèlent des coefficients de fidélité inférieurs en ce qui a trait à la dimension familiale. De fait, l'étude de Charron (2005) présente également un alpha de Cronbach de 0,36 pour cette dimension. De plus, tel que mentionné par Comrey et Lee (1992), le nombre de participants requis pour obtenir une analyse de consistance interne suffisante est de 300 personnes. Un échantillon de 50 participants procure une analyse de consistance interne très faible (Comrey & Lee, 1992). Il va de soi que le nombre restreint de participantes à l'étude peut expliquer les coefficients de fidélité moins souhaitables, inférieurs à 0,70 (Fortin, 2010).

Tableau 8

Coefficients de fidélité de la version française du *Quality of Life Index* chez des aidantes de conjoints atteints d'un cancer en phase palliative (n=30)

Dimensions de la Q de V	Nombre d'énoncés	alpha de Cronbach Partie A (satisfaction)	alpha de Cronbach Partie B (importance)
Santé et fonctionnement	9	0,749	0,846
Psychologique et spirituelle	8	0,745	0,647
Sociale et économique	10	0,682	0,774
Familiale	4	0,515	0,366

Bien que la consistance interne des instruments du soutien social de Vaux ait été démontrée antérieurement avec un alpha de coefficient de Cronbach de 0,90 (Beauregard & Dumont, 1996; Vaux *et al.,* 1986) pour le *Social Support*

Appraisals Scale (SS-A) et de 0,76 pour le *Social Support Resources Scale* (SS-R), il va de soi que le test de consistance interne devait être effectué avec cette nouvelle version française du questionnaire. Le tableau 9 démontre les coefficients de fidélité pour ces instruments, variant d'un alpha de Cronbach de 0,838 pour la partie A (*l'appréciation subjective du soutien social*) (SS-R) et de 0,698 pour la partie B (*les catégories du réseau de soutien*) (SS-A). Ces tests de fidélité ont été effectués auprès de 30 participantes. L'homogénéité se révèle donc adéquate pour la première section A du questionnaire (*l'appréciation subjective du soutien social*). De plus, l'alpha de Cronbach de 0,698 pour la section B du questionnaire (*les catégories du réseau de soutien*) peut s'arrondir à 0,70, ce qui, d'après Fortin (2010), est très souhaitable pour un coefficient de fidélité.

Tableau 9

Coefficients de fidélité pour la partie A (l'appréciation subjective du soutien social) et la partie B (les catégories du réseau de soutien) de la version française du *Social Support Appraisals Scale (SS-A)* et du *Social Support Resources Scale (SS-R)* (n=30)

Partie	Nombre d'items	alpha de Cronbach
A - l'appréciation subjective du soutien social	23	0,838
B- les catégories du réseau de soutien	5	0,698

En résumé, les deux instruments de mesure utilisés dans cette présente étude présentent un niveau acceptable de consistance interne, et ce, malgré le nombre limité de participantes. En effet, les coefficients alpha de Cronbach sont comparables à ceux obtenus dans des études antérieures et se situent, de façon générale, dans la marge du degré acceptable de 0,70 (Fortin, 2010).

Données relatives aux questions de recherche

Les tests statistiques utilisés pour analyser les questions de recherche reliées à la qualité de vie et au soutien social ont été les moyennes et écarts-types. La partie corrélationnelle entre ces deux variables, pour sa part, a été relevée à l'aide du coefficient de corrélation de Pearson *(r)*. De plus, ce coefficient de corrélation a été utilisé dans le but de vérifier la présence de relations entre certains aspects de la qualité de vie et du soutien social et quelques caractéristiques sociodémographiques des aidantes.

Questions de recherche relatives à la qualité de vie des aidantes de conjoints atteints d'un cancer en phase palliative

Les questions reliées à la qualité de vie ont été formulées selon les deux dimensions présentes dans le questionnaire *Quality of Life Index* de Ferrans et Powers (1985), soit la dimension de l'**importance** et celle de la **satisfaction**. La version française de Gagnon (copyright 1988), légèrement modifiée pour cette étude (tel que mentionné dans la méthodologie), a permis de recueillir un score global pour chacune des deux dimensions, ainsi qu'un score global pour les deux dimensions combinées. Pour se faire, les scores de la qualité de vie ont été déterminés en ajustant les réponses à l'égard de *la satisfaction* pour celles destinées à *l'importance*, tel qu'il a été mentionné au chapitre 3. Ainsi, les scores ajustés reflètent non seulement la satisfaction, mais aussi la valeur que chaque personne accorde aux différents domaines de la qualité de vie (Ferrans & Powers, 1985). Il est à noter que les 31 énoncés présents dans chacune des deux dimensions ont été mesurés à l'aide d'une échelle de type Likert, se situant entre 1 (très négligeable) à 6 (très important) pour la dimension de l'*importance* et entre 1 (très insatisfaite) à 6 (très satisfaite) pour la dimension de la *satisfaction*. Pour les moyennes obtenues avec l'échelle d'*importance*, les scores les plus élevés démontrent une *plus grande importance* pour les aidantes à l'égard de ces dimensions et items de la qualité de vie, alors que les scores les moins élevés indiquent une *importance moindre*. Les moyennes obtenues avec l'échelle de *satisfaction* se réfèrent au même principe, c'est-à-dire que les résultats les plus élevés indiquent une *plus grande satisfaction* de la part des aidantes, alors que les résultats moins élevés démontrent une *satisfaction moindre*. Le score global, quant à lui, tient compte des deux dimensions de la qualité de vie (*importance* et *satisfaction*). Après les ajustements requis, les scores globaux *les plus élevés* se réfèrent aux dimensions qui sont *les plus satisfaites* et *les plus importantes*, alors que les scores globaux *les moins élevés* reflètent les dimensions qui sont *les moins satisfaites* et *les plus importantes* (Ferrans & Powers, 1985).

Les résultats de la question suivante : « *Quelles sont les dimensions de la qualité de vie **les plus importantes** chez des aidantes de conjoints atteints d'un cancer en phase palliative ?* » sont présentés au tableau 10 à la page suivante. Ce tableau présente les moyennes, les écarts-types et les rangs des quatre dimensions de la qualité de vie, selon l'échelle d'*importance*. La dimension de la qualité de vie présentant la moyenne la plus élevée est donc celle qui est perçue comme étant la plus importante. La dimension familiale s'avère la plus importante pour les aidantes à l'étude avec une moyenne de 5,84. En deuxième lieu, on retrouve la dimension de la santé et du fonctionnement ($\bar{x}$ = 5,49), suivie de près par la dimension psychologique et spirituelle ($\bar{x}$ = 5,44). La dimension qui démontre un score moins élevé est celle du niveau social et économique ($\bar{x}$ = 4,58).

Tableau 10

Moyennes, écarts-types et rangs des quatre dimensions de la qualité de vie (Q de V)
les plus importantes chez des aidantes de conjoints atteints
d'un cancer en phase palliative
(n = 30)

Dimensions de la Q de V	Moyenne ($\bar{x}$)	Écart-type (s)	Rang
1. Santé et fonctionnement	5,49	0,66	2
2. Psychologique et spirituelle	5,44	0,59	3
3. Sociale et économique	4,58	1,08	4
4. Familiale	5,84	0,57	1

Suite à ces données, il devient intéressant de relever les *énoncés* dans chacune des dimensions de la qualité de vie qui sont considérés comme étant **les plus importants** d'après les aidantes à l'étude. Le tableau 11 présente ces divers énoncés, selon les dimensions telles qu'elles sont indiquées. Par le fait même, dans la dimension de la santé et du fonctionnement, les aidantes accordent plus d'importance à *leur autonomie physique* ($\bar{x} = 5,97$), alors que pour la dimension psychologique et spirituelle, l'importance est accordée davantage *au bonheur* ($\bar{x} = 5,83$). La dimension sociale et économique, pour sa part, présente une importance plus marquée pour *le fait d'avoir un bon niveau de vie*, en plus d'avoir *une indépendance financière*, les deux énoncés étant arrivés à une moyenne *ex aequo* de 5,37. Finalement, les énoncés de la dimension familiale se sont avérés tous très importants pour les aidantes, se situant d'une moyenne de 5,77 à 5,97. À cet égard, c'est *le bonheur de la famille* qui représente l'énoncé ayant la plus grande importance ($\bar{x} = 5,97$).

Tableau 11

**Énoncés de la qualité de vie (Q de V) *les plus importants* dans
chacune des dimensions de la Q de V chez des aidantes
de conjoints atteints d'un cancer en phase palliative
(n = 30)**

Dimensions de la Q de V	Énoncé de la qualité de vie Importance accordée à/au :	Moyenne ($\bar{x}$)	Écart-type (s)
1. Santé et fonctionnement	#3 - votre autonomie physique (capacité de vous débrouiller, de vous déplacer)	5,97	0,18
2. Psychologique et spirituelle	#28 -au bonheur	5,83	0,38
3. Sociale et économique	#16 - un bon niveau de vie	5,37	0,67
	#21 -votre indépendance financière	5,37	0,99
4. Familiale	#7 - au bonheur de votre famille	5,97	0,18

En deuxième lieu, la question de recherche suivante: « *Quelles sont les dimensions de la qualité de vie **les moins satisfaites** chez des aidantes de conjoints atteints d'un cancer en phase palliative ?* » a été analysée et les résultats sont présentés au tableau 12 ci-dessous. La dimension sociale et économique est celle qui est la moins satisfaite chez les aidantes avec une moyenne de 4,73, suivie de près par la dimension de la santé et du fonctionnement ($\bar{x}$ = 4,89). La dimension familiale, pour sa part, présente une moyenne de 5,15, alors que la dimension psychologique et spirituelle est celle qui démontre un taux plus élevé de satisfaction ($\bar{x} = 5,64$).

Tableau 12

Moyennes, écarts-types et rangs des quatre dimensions de la qualité de vie (Q de V)
les moins satisfaites **chez des aidantes de conjoints atteints**
d'un cancer en phase palliative
(n = 30)

Dimensions de la Q de V	Moyenne ($\bar{x}$)	Écart-type (s)	Rang
1. Santé et fonctionnement	4,89	1,03	2
2. Psychologique et spirituelle	5,64	1,01	4
3. Sociale et économique	4,73	1,31	1
4. Familiale	5,15	1,19	3

Tout comme pour l'importance, il est intéressant de relever les énoncés de chacune des dimensions de la qualité de vie selon la satisfaction des aidantes à l'étude. Contrairement à l'échelle d'importance, ce sont les énoncés qui démontrent une satisfaction moindre qui sont considérés dans cette section. Le tableau 13 met en relief ces énoncés, selon les diverses dimensions.

Ainsi, en ce qui concerne la dimension de la santé et du fonctionnement, les aidantes semblent moins satisfaites de *la quantité de stress ou de préoccupations dans leur vie* ($\bar{x}$ = 3,57), alors que pour la dimension psychologique et spirituelle, c'est *la tranquillité d'esprit* qui démontre le moins de satisfaction de la part des participantes à l'étude ($\bar{x}$ = 4,07). La dimension sociale et économique, pour sa part, révèle que les aidantes sont moins satisfaites de *leur niveau d'instruction* ($\bar{x}$ = 4,83), alors que pour la dimension familiale, c'est *l'état de santé de leur famille* qui est moins satisfait ($\bar{x}$ = 4,40).

Tableau 13

Énoncés de la qualité de vie (Q de V) *les moins satisfaits* dans chacune des dimensions de la Q de V chez des aidantes de conjoints atteints d'un cancer en phase palliative (n = 30)

Dimensions de la Q de V	Énoncé de la qualité de vie	Moyenne ($\bar{x}$)	Écart-type (s)
1. Santé et fonctionnement	#13 - quantité de stress ou de préoccupations dans votre vie	3,57	1,38
2. Psychologique et spirituelle	#25 - votre tranquillité d'esprit	4,07	1,60
3. Sociale et économique	#20 - votre niveau d'instruction	4,83	1,39
4. Familiale	#5 - l'état de santé de votre famille	4,40	1,25

Finalement, la question de recherche suivante : « *Quelles sont les dimensions de la qualité de vie à la fois **les plus importantes** et **les moins satisfaites** chez des aidantes de conjoints atteints d'un cancer en phase palliative ?* » a été analysée en vérifiant le score global des deux échelles combinées (*importance* et *satisfaction*) pour chacune des dimension de la qualité de vie et ce, selon les ajustements expliqués au chapitre 3. Tel qu'effectué dans d'autres études ayant utilisé le même instrument de mesure, un score total a été calculé, ainsi qu'un score global pour chacune des quatre dimensions de la qualité de vie (*la santé et le fonctionnement, la dimension psychologique et spirituelle, la dimension sociale et économique, la dimension familiale*). Le score global peut varier de 0 à 30, le score le plus élevé indiquant une meilleure qualité de vie (Ferrans & Powers, 1985). Le tableau 14 présente les scores globaux de la qualité de vie des aidantes de conjoints atteints d'un cancer en phase palliative.

Tableau 14

Scores globaux de la qualité de vie des aidantes de conjoints atteints d'un cancer en phase palliative
(n = 30)

Dimensions de la qualité de vie	Scores globaux	Écart-type (s)	Résultat minimal	Résultat maximal
Psychologique et spirituelle	23,03	3,64	14,69	30,0
Santé et fonctionnement	23,08	3,39	17,17	29,33
Sociale et économique	24,14	3,21	17,11	30,0
Familiale	25,06	4,07	15,0	30,0
Score global total	23,93	2,97	19,09	29,0

En observant ces résultats, il devient évident que les dimensions de la qualité de vie qui sont les plus altérées chez les aidantes sont la dimension *psychologique et spirituelle* ($\bar{x}$ = 23,03) et la dimension de la *santé et du fonctionnement* ($\bar{x}$ = 23,08). Le score global total, quant à lui, est d'une valeur de 23,93. Chacune de ces moyennes globales sont tout de même près du score maximum de 30, ce qui indique que la qualité de vie est perçue comme étant assez bonne par les aidantes à l'étude. L'item # 25 relié à la tranquillité d'esprit (dimension psychologique et spirituelle) et l'item # 13 relié à la quantité de stress ou de préoccupations dans leur vie (dimension de la santé et du fonctionnement) se sont révélés être les deux énoncés les moins satisfaits en ce qui a trait à ces deux mêmes dimensions de la qualité de vie, tel que démontré au tableau 13.

Finalement, la chercheuse a voulu vérifier s'il existe une relation entre *le temps dont le conjoint a été diagnostiqué d'un cancer* et ces deux énoncés de la qualité de vie ayant démontré une satisfaction moindre de la part des aidantes dans cette présente étude. Or, une relation significative légère a été retrouvée entre cette caractéristique médicale des conjoints et la *satisfaction* des aidantes à l'égard de *la quantité de stress ou de préoccupations dans leur vie* (r = 0,40; p = 0,02), ainsi qu'avec la *satisfaction* des aidantes à l'égard de *leur tranquillité d'esprit* (r = 0,37; p = 0,05). L'investigatrice s'est également questionnée sur un lien possible entre *le niveau de dépendance des conjoints* et ces deux mêmes énoncés. Le seul lien significatif qui a été relevé est celui entre cette caractéristique des conjoints et la *satisfaction* des aidantes à l'égard de *la quantité de stress ou de préoccupations dans leur vie* (r = 0,37; p = 0,04).

Questions de recherche relatives au soutien social des aidantes de conjoints

atteints d'un cancer en phase palliative

Les questions de recherche reliées au soutien social, pour leur part, ont été élaborées en terme de degré d'approbation à l'égard de *l'appréciation subjective du soutien social* et de satisfaction des *catégories (types) du réseau de soutien*. À cet effet, la version française du *Social Support Resources Scale (SS-R)* et du *Social Support Appraisals Scale (SS-A)* de Vaux (1982), intitulée par la chercheuse de la présente étude *Index de l'appréciation subjective du soutien social et de la satisfaction des catégories (types) du réseau de soutien*, a permis d'obtenir un score pour chacune de ces deux dimensions.

La première dimension du questionnaire, représentant *l'appréciation subjective du soutien social*, comprend 23 énoncés qui ont été mesurés à l'aide d'une échelle de type Likert, se situant entre 1 (fortement d'accord) à 4 (fortement en désaccord). Certaines questions à connotation négative (#3, #10, #13, #21 et #22) ont dû être inversées tel que mentionné dans la section de la méthodologie. Quant à la deuxième dimension du questionnaire, elle comprend une partie subjective en lien avec *les sources du réseau de soutien*. Cette section comprend cinq catégories de soutien (soutien émotionnel, socialisation, assistance pratique, assistance financière et conseils/avis). Notamment, les participantes à l'étude devaient dresser une liste de trois personnes importantes pour elles, qui leur procurent du soutien dans chacune de ces catégories. Finalement, la dernière section du questionnaire mesure la satisfaction à l'égard de ces cinq catégories de soutien et ce, selon une échelle de type Likert se situant de 1 (pas du tout satisfaite) à 5 (extrêmement satisfaite).

Pour débuter, la question de recherche qui suit : « *Quelle est l'appréciation subjective du soutien social, en terme de degré d'approbation (ou d'accord), chez des aidantes de conjoints atteints d'un cancer en phase palliative ?* » a été analysée à l'aide de scores globaux, tels que spécifiés au chapitre 3. Les scores les plus élevés représentent les dimensions auxquelles les aidantes perçoivent bénéficier le moins de soutien. Le score global total maximum possible est de 92, alors que le score global total minimum probable est de 23 (Vaux, 1988). Ainsi, on constate au tableau 15 que le score global pour la dimension de *la famille* est de 11,70, alors que celui pour la dimension *des amis* est de 11,13. La dimension correspondant à *autres* (voisins, etc...) est de 12,50. Finalement, *le score global total* de l'appréciation subjective du soutien social est de 35,37, ce qui est près de la valeur minimale de 23, signifiant que les aidantes perçoivent recevoir suffisamment de soutien. De fait, en examinant attentivement les statistiques descriptives de moyennes et d'écarts-types de cette partie du questionnaire, on constate que les aidantes ayant participé à l'étude semblent présenter un degré d'approbation assez élevé de l'appréciation subjective de leur soutien social dans son ensemble, puisque toutes les réponses à connotation positive ont été répondues par : 1 (fortement d'accord) ou 2 (d'accord), la moyenne variant de 1,77 à 1,33.

Tableau 15

Scores globaux de l'appréciation subjective du soutien social
des aidantes de conjoints atteints d'un cancer en phase palliative
(n = 30)

Dimensions du soutien social	Scores globaux	Écart-type (s)	Résultat minimal	Résultat maximal
Famille	11,70	3,37	8	21
Amis	11,13	4,31	7	21
Autres	12,50	3,07	8	18
Score global total	35,37	9,79	23	54

La deuxième question se rapportant au soutien social est la suivante : « *Quelles sont les principales sources du réseau de soutien chez des aidantes de conjoints atteints d'un cancer en phase palliative ?* » a été traitée individuellement par la chercheuse, selon une analyse manuelle des personnes énumérées par les aidantes en ce qui concerne le soutien qu'elles reçoivent dans chacune des catégories. Les résultats démontrent que dans la première catégorie du soutien, soit le *soutien émotionnel*, les enfants arrivent au premier rang, suivis des frères et soeurs et de leurs amis. Pour ce qui concerne la *socialisation*, les aidantes préfèrent leurs amis, suivis des frères et soeurs et des groupes sociaux tels que les Clubs d'Âge d'Or ou autres. L'*assistance pratique*, autre catégorie de soutien, semble comblée davantage par les enfants, suivis de leurs amis et des frères ou soeurs. L'*assistance financière*, pour sa part, constitue une catégorie de soutien moins évidente pour les aidantes. En effet, neuf d'entre elles ont répondu avoir recours à leur famille élargie, alors que sept femmes ont verbalisé n'avoir aucun soutien à ce niveau. Les autres répondantes ont énuméré les banques, les caisses ou les amis comme sources de soutien financier. Finalement, la catégorie des *conseils/avis* semblent être comblée davantage par la famille, suivie du médecin et des infirmières du programme extra-mural.

La dernière question reliée au soutien social, soit : « *Quelles sont les principales catégories (types) de soutien qui apportent le plus de satisfaction chez des aidantes de conjoints atteints d'un cancer en phase palliative ?* » a été analysée à partir de statistiques descriptives, plus précisément les moyennes et écarts-types. Le tableau 16 démontre que la catégorie de soutien qui est de loin la moins satisfaite chez les aidantes est *l'assistance financière* ($\bar{x}$ = 2,87), suivie de *la socialisation* ($\bar{x}$ = 3,47), du *soutien émotionnel* ($\bar{x}$ = 3,57), de la catégorie *des conseils/avis* ($\bar{x}$ = 3,60) et finalement, de *l'assistance pratique* ($\bar{x}$ = 3,83).

Tableau 16

Moyenne des catégories (types) de soutien, en terme de satisfaction, chez des aidantes de conjoints atteints d'un cancer en phase palliative
(n = 30)

Catégories (types) de soutien	Moyenne ($\bar{x}$)	Écart-type (s)
Assistance financière	2,87	1,43
Socialisation	3,47	0,97
Soutien émotionnel	3,57	0,94
Conseils/Avis	3,60	0,93
Assistance pratique	3,83	0,65

Tout bien pesé, puisque l'assistance financière s'est révélée être la catégorie de soutien la moins satisfaite chez les aidantes, la chercheuse a voulu vérifier l'existence possible d'un lien entre *les revenus financiers* de la famille et *la satisfaction des aidantes à l'égard de ces diverses catégories de soutien.* Aucun lien statistiquement significatif n'a été relevé.

Question de recherche relative à la qualité de vie et au soutien social des aidantes de conjoints atteints d'un cancer en phase palliative

La corrélation de Pearson (r) a été le test paramétrique de choix pour examiner la dernière question de recherche suivante : « *Existe-t-il une relation entre l'appréciation subjective du soutien social et la qualité de vie des aidantes de conjoints atteints d'un cancer en phase palliative ?* » L'examen d'une relation entre ces deux variables a été effectué selon le barème établi par Fain (2004). En effet, ce dernier stipule que la relation est très minime ou absente entre 0,00 et 0,25; légère entre 0,26 et 0,49; modérée entre 0,50 et 0,69; élevée entre 0,70 et 0,89 et finalement, très élevée entre 0,90 et 1,00.

L'examen des relations entre les scores globaux de la qualité de vie et ceux de l'appréciation subjective du soutien social ne révèle aucun lien statistiquement significatif ($r = 0,30$; $p = 0,10$). Par contre, un lien significatif a été relevé entre le score global de l'appréciation subjective du soutien social et le score global d'une des sous-dimensions de la qualité de vie. En effet, *l'appréciation subjective du soutien social* des aidantes à l'étude présente un lien significatif léger avec *la dimension familiale* de l'instrument de *la qualité de vie* (r = 0,41; p = 0,02). Les coefficients de corrélation sont présentés au tableau 17.

Finalement, un examen des relations entre les énoncés de la *qualité de vie* ayant obtenu les moyennes les **moins** élevées selon l'échelle de *satisfaction* et les énoncés provenant de l'index de *l'appréciation subjective du soutien social* et de la *satisfaction des sources du réseau de soutien* chez les aidantes a été effectué. Aucun lien statistiquement significatif n'a été relevé.

Tableau 17

Coefficient de corrélation de Pearson (r) entre les scores globaux de l'appréciation subjective du *soutien social* et les scores globaux de la *qualité de vie* et ses dimensions, chez des aidantes de conjoints atteints d'un cancer en phase palliative (n = 30)

	Appréciation subjective du soutien social
Qualité de vie	0,30
Santé et fonctionnement	0,13
Psychologique et spirituelle	0,28
Sociale et économique	0,24
Familiale	0,41 [*]

* p < 0,05
** p < 0,01

Cette dernière section a fait état des résultats les plus pertinents, obtenus dans la présente étude. Il sera intéressant d'interpréter et de discuter de ces résultats au chapitre suivant.

110

Chapitre V

Interprétation et discussion des résultats

Ce chapitre présente une discussion concernant les résultats relatifs aux questions de recherche. Dans un premier temps, la chercheuse désire discuter du profil des caractéristiques sociodémographiques et médicales des aidantes de conjoints atteints d'un cancer en phase palliative, ainsi que des conjoints. Par la suite, les résultats obtenus des instruments de la qualité de vie et du soutien social serviront d'assise pour la discussion et seront comparés avec ceux d'autres études. Finalement, suite à ces données, des recommandations seront émises en ce qui concerne la formation, la pratique et la recherche.

Caractéristiques sociodémographiques et médicales des aidantes et des conjoints atteints d'un cancer en phase palliative

Bien que l'échantillon provienne de deux régions de la province du Nouveau-Brunswick, soit la région du Nord-Ouest et celle du Sud-Est, aucune différence statistiquement significative n'a été relevée entre ces aidantes pour ce qui concerne l'âge, la scolarité, le statut d'emploi et les revenus financiers. L'interprétation et la discussion des résultats concernent donc l'ensemble des participantes. Une comparaison entre les différentes caractéristiques sociodémographiques et médicales des aidantes avec celles retracées dans les écrits sera ainsi analysée.

Les aidantes ayant participé à cette présente étude sont âgées principalement entre 61 et 70 ans. Les données recueillies par l'Association des retraitées et retraités de l'éducation et des autres services publics du Québec (AREQ) et la Centrale des syndicats du Québec (CSQ) (2009) soulignent que 14% des aidantes sont âgées de 65 ans ou plus. L'étude par théorisation ancrée de Holtslander et Duggleby (2009) révèle que plus les aidantes de personnes atteintes d'un cancer en phase terminale sont âgées, plus elles éprouvent des difficultés dans leur rôle d'aidante. Ferrario, Cardillo, Vicario, Balzarini et Zotti (2004) appuient cette affirmation en stipulant que les aidantes plus âgées sont davantage susceptibles de développer des problèmes dans leur rôle, d'où l'importance pour les professionnels de la santé d'observer étroitement ce groupe de personnes. Malgré ces hypothèses qui relient la qualité de vie à l'âge, aucune relation statistiquement significative n'a été retrouvée à cet effet dans cette étude. À cet égard, les résultats de l'étude de Glozman (2004) révèlent que les aidantes plus avancées en âge sont plus susceptibles de perdre le contrôle de la situation, alors que les plus jeunes souffrent davantage de l'isolement imposé par leur rôle. Pour sa part, l'étude de Mellon, Northouse et Weiss (2006) rapporte que les aidantes qui sont à la retraite bénéficient d'une meilleure qualité de vie que les adultes qui détiennent un emploi.

Le niveau de scolarité des aidantes se compare également à ce qui est retrouvé dans d'autres recherches. De fait, près de la moitié des aidantes (14 femmes sur 30) a complété des études postsecondaires. Cette tendance s'est également retrouvée dans l'étude de l'Alliance des femmes de la francophonie canadienne (Miron & Ouimette, 2006) où 46 femmes (sur 92 participantes) détenaient un diplôme collégial ou universitaire. Bien que cette présente étude ne démontre aucune relation significative entre le niveau d'éducation et la qualité de vie des aidantes, Glozman (2004) souligne qu'il est un facteur contribuant à la qualité de vie des aidantes.

Il s'avère pertinent de s'attarder quelque peu au profil économique des participantes. Bien entendu, puisqu'un nombre élevé des aidantes se situe entre 61 et 70 ans, il va de soi que la moitié d'entre elles sont présentement à la retraite, ce qui pourrait probablement expliquer le revenu familial inférieur qui se situe entre 10 000 à 30 000 dollars par année chez 12 des aidantes à l'étude. Malgré le fait que l'assistance financière fut démontrée comme étant la source de soutien la moins satisfaite de la part des aidantes à l'étude, aucun lien statistiquement significatif n'a été relevé entre le revenu des aidantes et leur satisfaction à l'égard de la catégorie du soutien financier. Ce résultat peut probablement provenir du fait que 10 des participantes à l'étude bénéficient d'un revenu familial moyen de 30 000 à 50 000 dollars. Ce revenu financier que l'on peut qualifier de suffisant vient tamponner le revenu insuffisant des autres aidantes, ce qui peut expliquer le résultat obtenu qui contredit celui de certaines autres études démontrant qu'un revenu financier inférieur est relié à une plus grande détérioration de la qualité de vie des aidantes (Glajchen, 2004; Glozman, 2004; Pasacreta & McCorkle, 2000).

Le profil familial des aidantes révèle des données intéressantes pouvant être comparées à celles recensées dans des études similaires. En effet, la majorité des aidantes demeurent avec leur conjoint depuis plus de 25 ans et ont des enfants d'âge adulte. Une relation harmonieuse entre les deux conjoints facilite le rôle de l'aidante en raison d'une bonne communication dans leur couple, d'où la probabilité d'une entente mutuelle à l'égard de certaines décisions difficiles qui devient plus propice (Hudson *et al.*, 2004). Bien que les enfants des aidantes dans plusieurs études soient le plus souvent de jeunes adultes pouvant fournir de l'aide à leurs parents, il est tout de même important de considérer le fait que le nombre de membres de la famille immédiate est moindre de nos jours (Glajchen, 2004) et qu'il est souvent difficile pour eux de fournir cette source de soutien puisqu'ils habitent fréquemment à l'extérieur ou encore qu'ils sont occupés par leur travail et leur propre famille (Comité coordonnateur des femmes et la réforme en santé, 2002). Quoi qu'il en soit, la majorité des aidantes dans cette présente étude ont au moins un enfant qui habite à proximité et qui peut leur fournir du soutien, surtout en ce qui concerne le soutien émotionnel, la socialisation et l'assistance pratique.

Quant au profil médical, mentionnons que la moitié des aidantes à l'étude souffrent d'un ou de plusieurs problèmes de santé et ce, probablement en raison de leur âge avancé. De fait, au Canada, 88% des femmes âgées de 65 ans et plus éprouvent un problème de santé (Santé Canada, 2006). Bien que Glajchen (2004) insiste sur les limites physiques imposées par l'âge des aidantes, aucune relation statistiquement significative n'a été relevée dans l'étude de Mellon *et al.* (2006) entre les problèmes de santé des aidantes et leur qualité de vie. L'analyse descriptive de Glozman (2004) sur la qualité de vie des aidantes démontre des résultats similaires en ce sens que la condition de santé des aidantes est un facteur pouvant influencer la qualité de vie, mais aucune corrélation n'a été relevée entre cette caractéristique et leur qualité de vie. Il en est de même dans cette présente étude. Par ailleurs, tel que retrouvé dans plusieurs autres recherches en lien avec les aidantes (Carter & Chang, 2000; Loke *et al.*, 2003; Mok *et al.*, 2003), plus de la moitié des participantes à l'étude ont recours à un anxiolytique ou à un somnifère afin de relaxer ou de favoriser leur sommeil.

115

Les caractéristiques médicales des conjoints, pour leur part, démontrent que 60% (18 sur 30) ont été diagnostiqués d'un cancer depuis plus d'un an. Une relation significative entre le *temps dont le conjoint a été diagnostiqué d'un cancer* et la *satisfaction* des aidantes à l'égard de *la quantité de stress ou de préoccupations dans leur vie,* ainsi qu'avec la *satisfaction* à l'égard de *leur tranquillité d'esprit* a été relevée. En effet, plus le temps s'est écoulé depuis l'annonce du diagnostic, plus ces énoncés de la qualité de vie semblent altérés. L'inquiétude s'accentue avec le temps, probablement en raison de l'état de santé des conjoints qui tend à se détériorer (Grbich *et al.*, 2001; Loke *et al.*, 2003). La mort du conjoint, devenant de plus en plus imminente, suscite sûrement une crainte et un stress plus important chez les aidantes (Grov *et al.*, 2005).

Au moment de la collecte des données, seulement trois des conjoints étaient complètement dépendants de la conjointe pour recevoir leurs soins. Un peu plus de la moitié d'entre eux (16 sur 30) étaient indépendants dans leurs activités de la vie quotidienne. Cette autonomie de la part des conjoints peut expliquer pourquoi la qualité de vie est perçue comme étant assez bonne par les aidantes de cette présente étude. En effet, certains auteurs stipulent clairement que les soins à prodiguer de la part des aidantes influencent directement leur qualité de vie (Clark *et al.*, 2006; Grbich *et al.*, 2001; Mellon *et al.*, 2006). Dans un même ordre d'idées, Glajchen (2004) mentionne que plus la personne en phase palliative est dépendante, plus le rôle de l'aidante devient exigeant, ce qui entraîne ainsi une plus grande détresse émotionnelle en plus d'une fatigue accrue.

Il est donc possible de constater certaines similitudes entre les caractéristiques sociodémographiques et médicales des aidantes et de leurs conjoints et celles provenant d'autres études. La chercheuse considère que la principale caractéristique ayant pu avoir une influence positive sur la qualité de vie des aidantes pourrait être celle de l'autonomie fonctionnelle de la part d'un grand nombre de conjoints et ce, même en phase palliative, où on croit souvent à tort le contraire. Il faut éviter de concevoir la personne en phase palliative comme étant totalement grabataire. De fait, dans cette présente étude, les exigences moins complexes au niveau des soins à prodiguer ont probablement favorisé la satisfaction des aidantes à l'égard de beaucoup d'énoncés de la qualité de vie.

Interprétation et discussion des résultats relatifs aux questions de recherche

Questions de recherche relatives à la qualité de vie des aidantes de conjoints atteints d'un cancer en phase palliative

Le cadre de référence de Ferrans (1996) a guidé l'étude vers des dimensions spécifiques de la qualité de vie, soit : 1) la dimension de la santé et du fonctionnement; 2) la dimension psychologique et spirituelle; 3) la dimension sociale et économique et 4) la dimension familiale. *L'importance* et *la satisfaction* des aidantes à l'égard de ces dimensions et des différents énoncés de la qualité de vie seront interprétées individuellement à prime abord. Par la suite, une discussion concernant les scores globaux de la qualité de vie et de ses dimensions sera abordée.

Importance *des dimensions et des énoncés de la qualité de vie chez des aidantes de conjoints atteints d'un cancer en phase palliative*

La dimension familiale est celle qui s'est révélée être *la plus importante* pour les aidantes, *le bonheur de la famille* (énoncé # 7) constituant l'énoncé prioritaire. Ces résultats ne sont pas étonnants puisque les aidantes ont pratiquement toutes répondu accorder une très grande importance à leur conjoint et à leurs enfants. Souvent inconscientes des exigences du rôle qu'on leur incombe (Comité coordonnateur des femmes et la réforme en santé, 2002), les aidantes s'introduisent dans cet engrenage de nouvelles responsabilités en considérant qu'il va de soi qu'elles s'occupent ainsi de leur proche et ce, sans limites (Dumont *et al.*, 2008; Miron & Ouimette, 2006). Les aidantes ne semblent pas vraiment conscientes du fardeau des soins à prodiguer et ont tendance à intégrer le tout dans leurs habitudes et activités de la vie quotidienne (Société canadienne du cancer, 2010). Ainsi, de par leur nature, les femmes ne s'interrogent pas longtemps sur la nécessité de soigner leur conjoint et elles s'exécutent d'emblée. Dans un même ordre d'idées, Glozman (2004) stipule que la dynamique familiale devient fréquemment perturbée lorsqu'un membre de la famille doit recevoir des soins à domicile, d'où l'importance pour l'aidante de maintenir un certain équilibre dans la famille.

La dimension de la santé et du fonctionnement constitue la deuxième dimension *la plus importante* pour les aidantes à l'étude. En effet, *l'autonomie physique* (énoncé # 3) s'est démontrée comme étant extrêmement importante pour les aidantes. Plusieurs d'entre elles ont dit qu'elles devaient être "fortes" pour leur conjoint. Des résultats similaires ont été retrouvés avec l'étude de Lefaiver, Keough, Letizia et Lanuza (2009) effectuée auprès d'aidantes de personnes en attente d'une transplantation pulmonaire et ce, avec l'instrument de la qualité de vie de Ferrans et Powers (1985).

La troisième dimension *la plus importante* pour les aidantes est *la dimension psychologique et spirituelle* avec une *importance* accrue pour *le bonheur* (énoncé # 28). Cet énoncé rejoint celui du *bonheur de la famille* retrouvé dans *la dimension familiale*. Le malheur qui survient dans la famille suite à cette maladie sévère de leur conjoint peut faire en sorte que le bonheur devient encore plus important pour les aidantes. De fait, plusieurs d'entre elles insistent pour rendre leur conjoint le plus heureux possible malgré les circonstances, allant même jusqu'à répondre à tous leurs désirs (Dumont *et al.*, 2008; Mok *et al.*, 2003). En outre, il arrive parfois que les aidantes se culpabilisent lorsqu'elles ressentent des périodes de cafard, se remémorant que la personne aimée n'en a plus pour très longtemps (Société canadienne du cancer, 2010). Il est étonnant de constater que malgré l'épreuve dont elles sont victimes, les aidantes continuent d'accorder une importance au bonheur, en particulier celui du conjoint, bien que ce bonheur soit parfois minime.

Finalement, la dimension la moins importante pour les aidantes est *la dimension sociale et économique*. Les énoncés les plus importants pour elles dans cette dimension sont le fait d'avoir *un bon niveau de vie* (énoncé # 16) et *une indépendance financière* (énoncé # 21). Ces résultats sont comparables à ceux retrouvés dans l'étude de Lefaiver *et al.* (2009). En effet, l'index de la qualité de vie de Ferrans et Powers (1985) dans cette dernière étude permet de démontrer une *importance modérée* de la part des aidantes en ce qui a trait à cette dimension de la qualité de vie, avec une plus grande importance pour *l'indépendance financière*. De fait, les aidantes de cette présente étude éprouvent des difficultés à demander de l'aide monétaire, ce que révèle également l'étude de Dumont *et al.* (2008). Cette appréhension de la part des aidantes pourrait peut-être expliquer l'importance qu'elles accordent à l'indépendance financière.

Satisfaction des dimensions et des énoncés de la qualité de vie chez des aidantes de conjoints atteints d'un cancer en phase palliative

Dans cette partie de la discussion, ce sont les dimensions et les énoncés de la qualité de vie qui sont les *moins satisfaits* qui sont élaborés.

Ainsi, *la dimension sociale et économique* est celle qui a démontré une satisfaction moindre de la part des aidantes à l'étude. D'une part, il est important de mentionner que bien que cette dimension de la qualité de vie soit *la moins importante* pour les aidantes, elle est tout de même celle à laquelle les aidantes sont *moins satisfaites*, ce qui est un peu paradoxal. De toutes les études retracées qui ont été effectuées à l'aide de l'instrument de Ferrans et Powers (1985) auprès d'aidantes, soit celles de Lefaiver *et al.*, (2009), de Scott (2000) et de Theis *et al.* (1994), aucune d'entre elles ne démontre une satisfaction moindre pour cette dimension, *la santé et le fonctionnement* étant plutôt la dimension *la moins satisfaite*. Une explication plausible pour une plus grande insatisfaction des aidantes de cette présente étude à l'égard de *la dimension sociale et économique* pourrait être cette appréhension de la part des aidantes à demander de l'aide financière et ce, malgré le fait que 12 d'entre elles ne bénéficient que d'un revenu familial se situant entre 10 000 et 30 000 dollars par année. Bien que les aidantes soient réticentes à réclamer de l'aide financière, plusieurs études révèlent qu'il existe très peu de ressources à ce niveau pour cette population (Aranda & Hayman-White, 2001; AREQ & CSQ, 2009; Glozman, 2004; Loke *et al.*, 2003). De fait, en dépit des régimes d'assurances dont certaines aidantes peuvent avoir recours, des traitements non déductibles (transports, médicaments sans prescription, modifications requises au domicile pour les besoins de la personne malade, traitements alternatifs) occasionnent un impact financier pouvant ainsi contribuer à une altération de la qualité de vie chez les aidantes (Glajchen, 2004).

Le niveau d'instruction (énoncé # 20) constitue l'énoncé le moins satisfait de *la dimension sociale et économique*. L'indépendance financière étant un élément important pour les aidantes, il est plausible de croire qu'elles accordent une importance accrue à leur *niveau d'instruction* puisque l'éducation et le revenu se retrouvent souvent reliés l'un à l'autre (Petroff, 2002). Bien que près de la moitié

121

des aidantes détient un diplôme d'études postsecondaires, plusieurs des autres aidantes ont verbalisé qu'elles auraient souhaité avoir un meilleur niveau d'éducation, ce qui aurait pu contribuer à un revenu un peu plus élevé à la retraite. Justement, l'étude de Scott (2000) met en évidence l'insatisfaction des aidantes en ce qui a trait à leur statut d'emploi.

La deuxième dimension de la qualité de vie la moins satisfaite de la part des aidantes à l'étude est celle de *la santé et du fonctionnement*. En effet, les aidantes semblent moins satisfaites de *la quantité de stress ou de préoccupations dans leur vie* (énoncé # 13), ce qui rejoint plusieurs études similaires (Lefaiver *et al.*, 2009; Scott, 2000; Theis *et al.*, 1994). En effet, ces études, effectuées avec l'instrument de la qualité de vie de Ferrans et Powers (1985), révèlent que *la quantité de stress* constitue l'un des items les *moins satisfaits* de la part des aidantes. Grov *et al.* (2006) stipulent qu'un niveau élevé d'anxiété chez les aidantes peut provenir du fait qu'ils vivent une relation étroite avec la personne malade, ce qui suscite une inquiétude particulière à l'égard d'une perte inéluctable de cet être cher à plus ou moins longue échéance. Grbich *et al.* (2001), pour leur part, mentionnent que malgré certaines émotions plus positives ressenties par les aidantes auprès d'une personne atteinte d'un cancer en phase palliative, l'inquiétude revient constamment hanter leur esprit. Elles se sentent souvent vulnérables (Gribch *et al.*, 2001) malgré la force de caractère qu'elles dégagent (Emslie *et al.*, 2009). Parallèlement, Webber (2009) observe que les aidantes perçoivent souvent qu'elles s'aventurent en territoire inconnu, augmentant ainsi l'inquiétude qu'elles peuvent ressentir.

122

La troisième dimension de la qualité de vie qui démontre un taux plus élevé de satisfaction de la part des aidantes à l'étude est *la dimension psychologique et spirituelle*, l'énoncé à l'égard de *la tranquillité d'esprit* (énoncé # 25) constituant l'énoncé le moins satisfait. En effet, tel que mentionné antérieurement, les aidantes de cette présente étude ressentent une certaine inquiétude probablement en raison de l'incertitude à l'égard de la condition de santé de leur conjoint (Gribch *et al.*, 2001; Webber, 2009). Les nombreux questionnements en ce qui a trait aux symptômes physiques et psychologiques de leur conjoint, aux soins requis en lien avec leur confort et à l'éventualité probable de la mort de cet être cher (Aranda & Hayman-White, 2001; Grbich *et al.*, 2001; Webber, 2009), font en sorte que plusieurs aidantes n'ont pas l'esprit tranquille, ce qui, bien entendu, peut perturber leur qualité de vie. Une satisfaction moindre de la part des aidantes à l'égard de cet énoncé de la qualité de vie (*tranquillité d'esprit*) est comparable aux autres études ayant utilisé le même instrument. Il est intéressant de noter que malgré cette *satisfaction* (calculée indépendamment de l'importance) un peu plus élevée de la part des aidantes à l'égard de cette dimension de la qualité de vie, il demeure que cette même dimension (*psychologique et spirituelle*) a obtenu **le score global** (*importance et satisfaction*) le **moins** élevé, signifiant ainsi une qualité de vie moindre pour cette dimension. L'importance de considérer **le score global** devient donc nécessaire lors d'une étude de la qualité de vie avec l'instrument de Ferrans et Powers (1985).

*Dimensions de la qualité de vie **les plus importantes** et **les moins satisfaites** chez des aidantes de conjoints atteints d'un cancer en phase palliative*

En ordre prioritaire, les dimensions de la qualité de vie ayant obtenu les scores globaux les moins élevés (*les plus importants* et *les moins satisfaits*) sont les suivantes : *la dimension psychologique et spirituelle* (23,03) et celle de *la santé et du fonctionnement* (23,08), suivie de *la dimension sociale et économique* (24,14) et finalement *la dimension familiale* (25,06). Le score global total de la qualité de vie, quant à lui, est de 23,93. Le score global pouvant varier de 0 à 30, le plus élevé représentant une meilleure qualité de vie (Ferrans & Powers, 1985), il est possible de constater que la qualité de vie des aidantes de cette présente étude est peu altérée. En comparant ces résultats avec trois autres études ayant utilisé l'instrument de Ferrans et Powers (1985) auprès des aidantes, certaines similitudes se retrouvent.

Si on débute par l'étude de Theis *et al.* (1994) effectuée dans le but d'évaluer l'effet des moments de répit chez des aidantes de personnes non autonomes âgées de 65 ans et plus, on constate que *le score global* (pour l'ensemble des quatre dimensions du *QLI*) de la qualité de vie des aidantes est de 19,00 avant l'implantation du programme de répit. Les scores globaux des dimensions de la qualité de vie dans cette étude de Theis *et al.* (1994) sont très similaires dans chacune des dimensions, variant de 19,00 à 21,00. La *dimension sociale et économique* est celle qui représente le score global le moins élevé, avec un résultat de 19,00. En comparant ces résultats avec la présente étude, on constate que le score global de cette sous-dimension (*sociale et économique*) n'est pas celle qui démontre le score global le moins élevé, contrairement à l'étude de Theis *et al.* (1994), mais elle est tout de même celle qui s'est révélée être la *moins satisfaite* avec une moyenne de 4,73. Bien qu'aucun résultat significatif ne démontre l'efficacité du programme de répit dans l'étude de Theis *et al.* (1994), il n'en demeure pas moins que *le score global total* s'est élevé à 20,20 six mois après l'implantation du programme de répit, alors qu'il a diminué à 18,70 douze mois plus tard. Ces scores globaux, bien que légèrement inférieurs à ceux retrouvés dans cette présente étude, peuvent tout de même être comparables et signifier que la qualité de vie des aidantes est quelque peu altérée, puisque le score global peut varier de 0 à 30, le score le plus élevé représentant une meilleure qualité de vie (Ferrans & Powers, 1985).

Une deuxième étude, soit celle de Scott (2000), effectuée auprès d'aidantes de personnes atteintes d'une maladie cardiaque sévère, a révélé des scores globaux variant de 19,77 (dimension de *la santé et du fonctionnement*) à 21,05 (dimension *familiale*). Encore ici, bien que le score global de *la santé et du fonctionnement* soit inférieur à celui de la présente étude (23,08), elle est tout de même la dimension qui se trouve au premier rang en ce qui a trait à la dimension de la qualité de vie *la plus importante* et *la moins satisfaite* chez les aidantes. De plus, les deux études rapportent la dimension *familiale* comme étant celle qui représente le score global le plus élevé (21,05 pour l'étude de Scott (2000) et 25,06 pour la présente étude). Par contre, il n'en demeure pas moins que les aidantes sont perturbées par *l'état de santé de leur famille*. Étant d'une *importance élevée* pour les aidantes (tableau 10),

125

cette dimension est *plus ou moins satisfaite* (tableau 12). L'énoncé de *l'état de santé de leur famille* ayant obtenu la moyenne la moins élevée dans cette dimension, il est probable que le terme *famille* ait influencé la perception de certaines aidantes en ce qui a trait à cette question. En effet, les enfants et les petits enfants peuvent avoir été considérés par certaines alors que d'autres peuvent s'être limitées à la santé de leur conjoint. Quoi qu'il en soit, plusieurs auteurs stipulent que l'état de santé de la famille constitue un stress important chez les aidants (Dumont *et al.*, 2008; Glajchen, 2004; Theis *et al.*, 1994).

L'étude de Lefaiver *et al.* (2009), quant à elle, a été menée auprès d'aidantes de personnes candidates pour une transplantation pulmonaire et ce, en utilisant la version générique de l'instrument de la qualité de vie de Ferrans et Powers (1985). Cette étude est certes celle qui se rapproche davantage des résultats démontrés par cette présente étude. En effet, le score global (pour l'ensemble des quatre dimensions du *QLI*) de la qualité de vie des aidantes de personnes étant en attente d'une transplantation pulmonaire est de 22,81, alors que le score global de ces quatre dimensions est de 23,93 pour les aidantes de cette présente étude. Par le fait même, l'étude de Lefaiver *et al.* (2009) révèle également une similitude en ce qui a trait à *l'importance* et *la satisfaction* de chacune des dimensions de la qualité de vie des aidantes. En effet, *la dimension de la santé et du fonctionnement* démontre un score global de 21,99, suivie de *la dimension psychologique et spirituelle* avec un résultat de 22,71. En troisième lieu, on retrouve *la dimension familiale* (23,59) et finalement, *la dimension sociale et économique* (23,94). Cette similitude au niveau des résultats peut possiblement être influencée par le niveau d'autonomie perçu comme étant encore assez élevé de la part des personnes atteintes d'un cancer en phase palliative dans cette présente étude et celles souffrant d'emphysème ou de fibrose pulmonaire (en attente d'une transplantation pulmonaire) dans l'étude de Lefaiver *et al.* (2009). De fait, les scores globaux de la qualité de vie des aidantes dans ces deux études sont tout de même près du score maximal de 30, indiquant une meilleure qualité de vie (Ferrans & Powers, 1985) ou une bonne perception de leur qualité de vie (Lafeiver *et al.*, 2009).

Cette section de la discussion vient donc clore les questions relatives à la qualité de vie des aidantes. Voici maintenant une interprétation et une discussion en ce qui concerne le soutien social des aidantes, plus précisément l'appréciation subjective du soutien social, les sources du réseau de soutien des aidantes et leur satisfaction à l'égard des catégories (types) de soutien.

Questions de recherche relatives au soutien social des aidantes de conjoints atteints d'un cancer en phase palliative

Appréciation subjective du soutien social, en terme d'approbation (ou d'accord), chez des aidantes de conjoints atteints d'un cancer en phase palliative

En premier lieu et contrairement à ce que la chercheuse croyait au départ, il importe de mentionner que les participantes à l'étude démontrent un degré d'approbation assez élevé de l'appréciation subjective de leur soutien social. En effet, le score global total de 35,37 est près du score minimum possible de 23, signifiant que les aidantes perçoivent recevoir suffisamment de soutien (Vaux, 1988). Néanmoins, certains énoncés de l'appréciation subjective du soutien social ont démontré un degré d'approbation un peu moindre de la part des aidantes. Elles sont un peu moins en accord avec les énoncés en lien avec l'estime de soi, c'est-à-dire les énoncés suivants : « *les gens m'admirent* »; « *on a une haute estime de moi* »; et « *ma famille a une haute estime de moi* ». Plusieurs auteurs s'entendent pour dire que la lourdeur des tâches à accomplir, la pression de l'entourage et l'impression de ne pas être à la hauteur des responsabilités contribuent à diminuer l'estime personnelle de l'aidant (Aranda & Hayman-White, 2001; Centre-Ressources pour la Vie Autonome (CRVA), 2006; Hudson *et al.*, 2004; Schumacher *et al.*, 2000). En revanche, certains aidants verbalisent que leur rôle leur permet de réaliser à quel point ils sont importants, compétents et capables de rencontrer le souhait de la personne soignée, soit celui de demeurer à son domicile aussi longtemps que possible (Hudson, 2006).

Autre fait intéressant concernant l'appréciation subjective du soutien social est l'accord de toutes les aidantes à l'étude ($\bar{x} = 1,0$) en ce qui a trait à leur *importance pour les autres*. En effet, il est intéressant de constater que bien que les aidantes se considèrent un peu moins *être admirées par les autres*, elles se disent tout de même conscientes de leur *importance pour les autres*, plus particulièrement pour leur conjoint et leur famille.

Principales sources et catégories de soutien, en terme de satisfaction, chez des
aidantes de conjoints atteints d'un cancer en phase palliative

Les résultats de la dernière partie du questionnaire sociodémographique démontre que seulement 13 des 30 aidantes reçoivent une source d'aide particulière pour les soins de leur conjoint à domicile. Les services disponibles tels que le Programme extra-mural et la Croix Rouge sont offerts lorsque les soins requis à domicile sont de nature un peu plus complexe. Les changements de pansements, l'administration d'analgésiques et les soins de confort en fin de vie sont des exemples de soutien offert par les infirmières du programme extra-mural (Corporation des sciences de la santé de l'Atlantique, 2003), alors que des prêts de matériel médical ou des repas ambulants sont des services offerts par la Croix Rouge (Services de soins à domicile, 2010). Puisque plus de la moitié des conjoints étaient encore indépendants dans leurs activités de la vie quotidienne au moment de la collecte des données, il est probable que ces services à domicile ne leur aient pas été offerts ou encore que les aidantes ne considéraient pas qu'ils étaient nécessaire à ce moment précis. De fait, bien des aidantes considèrent les services communautaires comme étant axés surtout sur les besoins physiques et fonctionnels (Kealey & McIntyre, 2005), ce qui pourrait expliquer le besoin moins important de cette source de soutien chez certaines aidantes à l'étude.

La deuxième section du questionnaire *Index de l'appréciation subjective du soutien social et de la satisfaction des catégories (types) du réseau de soutien* révèle certaines sources de soutien qui varient selon la *catégorie* du soutien en question. En effet, tel que mentionné au chapitre précédent, *les enfants* constituent la source de soutien prioritaire pour ce qui concerne les dimensions du *soutien émotionnel* et de *l'assistance pratique*. Les frères et sœurs, ainsi que les amis suivent de près dans l'ordre des priorités.

À prime abord, plusieurs auteurs s'entendent pour dire que *le soutien émotionnel* constitue une catégorie (type) de soutien très importante pour les aidantes (Grbich *et al.*, 2001; Holtslander & Duggleby, 2009; Webber, 2009). En effet, beaucoup d'aidantes dans cette présente étude ont apprécié le fait de pouvoir se confier à quelqu'un. Tel que mentionné par Duda, Grey et Martin (2007), la possibilité qu'ont les aidantes de pouvoir discuter de leur expérience avec des membres de la famille ou avec des amis constitue un soutien en soi. Holtslander et Duggleby (2009), pour leur part, stipulent que les aidantes se sentent plus à l'aise de discuter de leurs sentiments avec des personnes de confiance de longue date. Par conséquent, puisque plusieurs aidantes de cette présente étude ont au moins un enfant à proximité, il est probable qu'elles choisissent de se confier à lui plutôt qu'à des professionnels de la santé.

L'assistance pratique est également rencontrée prioritairement par les enfants. En effet, nombreuses sont les aidantes qui ont verbalisé avoir recours à leurs fils ou à leurs filles pour les déplacements lors de rendez-vous ou encore pour certaines tâches reliées à l'entretien du domicile (parterre, réparations ou autres). Glajchen (2004) appuie cette affirmation en stipulant que beaucoup d'aidantes dépendent de leur famille pour des services d'ordre pratique. L'étude de Miron et Ouimette

(2006) auprès des femmes aidantes naturelles dans les communautés francophones et acadiennes du Canada révèle que certaines aidantes reçoivent de l'aide de leur famille, particulièrement les familles plus nombreuses où les membres habitent à proximité. Puisque les aidantes de la présente étude ont une moyenne de 2 à 4 enfants d'âge adulte, ceux habitant près du domicile familial sont souvent sollicités afin de fournir cette source de soutien à leurs parents.

La catégorie de *la socialisation,* pour sa part, est comblée davantage par les amis, puis par les frères et sœurs et les groupes sociaux. Une explication plausible pour cette priorité de la part des amis en ce qui a trait à cette source de soutien est que 63,3 % des participantes à l'étude pratiquent tout de même certains loisirs, plus particulièrement des marches avec les amis ou encore des rencontres avec certains groupes sociaux. Les enfants, étant plus spécifiquement à l'âge adulte, sont occupés par leurs propres responsabilités familiales et leur travail, leur laissant très peu de temps pour des loisirs avec leurs parents, ce qui peut expliquer leur absence pour cette catégorie de soutien. Les aidantes se réfèrent donc particulièrement à leurs amis pour le peu de temps qu'elles peuvent accorder à l'aspect social. Bien que plusieurs études révèlent que l'aspect social est très limité chez les aidantes, elles soulignent tout de même que les amis constituent en grande partie cette catégorie de soutien (Mok *et al.*, 2003; Société canadienne du cancer, 2010).

L'assistance financière consiste en une source de soutien plutôt ambiguë. En effet, bien que neuf aidantes (sur 30) à l'étude aient recours à leur famille élargie lorsqu'elles nécessitent des prêts d'argent ou de matériel, il demeure tout de même que sept (sur 30) d'entre elles verbalisent n'avoir aucun soutien familial à ce niveau. Les banques, les caisses populaires ou les amis sont les principales sources de ces sept aidantes en ce qui a trait à cette catégorie de soutien. Comme il a été discuté dans la section de la qualité de vie, les aidantes à l'étude ont mentionné, en grande partie, une satisfaction moindre à l'égard de l'assistance financière dont elles peuvent bénéficier et ce, probablement en raison de leur réticence à demander de l'aide à ce niveau. En effet, il arrive fréquemment que les aidantes taisent leurs difficultés financières, prétendant qu'elles peuvent s'occuper de tout (Société canadienne du cancer, 2010). Néanmoins, tel que mentionné par le comité « De la vie et de la mort » (2000), les frais occasionnés par les soins à domicile sont, la plupart de temps, assumés par les familles, peu importe leur revenu financier.

Finalement, la catégorie de soutien qui s'est avérée la plus controversée en lien avec les écrits est la catégorie des *conseils/avis*. Contrairement à ce que la chercheuse avait observé lors de son expérience antérieure en oncologie, le soutien pour les aidantes de cette présente étude est comblé davantage par la famille, suivie du médecin et des infirmières du Programme extra-mural. Alors que certains auteurs prônent que le soutien formel de la part des professionnels de la santé est plus bénéfique que le soutien informel provenant des membres de la famille ou des amis (Jansma *et al.*, 2005; Kealey & McIntyre, 2005; Loke *et al.*, 2003), tout porte à croire que pour les aidantes de la présente étude, la famille demeure la source de soutien la plus importante dans cette catégorie et ce, malgré l'expertise des professionnels de la santé au niveau des conseils qu'ils peuvent leur prodiguer. Une explication plausible à cette priorité de la part de la famille en ce qui concerne les *conseils/avis* pourrait être l'accessibilité des membres de la famille en tout temps. En effet, il arrive parfois des situations imprévues qui occasionnent un sentiment d'incertitude chez les aidantes et ce, aux moments où les cliniques médicales ou d'oncologie ne sont pas accessibles, plus particulièrement la nuit, les fins de semaine ou les jours fériés (Grbich *et al.*, 2001). Puisque seulement 13 aidantes bénéficient d'une source d'aide à domicile, plus spécifiquement le Programme extra-mural ou la Croix Rouge, il va de soi que les autres doivent utiliser les sources qui leur demeurent accessibles lorsque les besoins se présentent. Malgré certains services qui leur sont offerts tels que les numéros à rejoindre en cas d'urgence, il arrive fréquemment que les aidants se questionnent à savoir si les nouveaux symptômes ou autres interrogations sont assez importants pour justifier ces appels, de peur de déranger les professionnels en question (Schumacher *et al.*, 2000) ou encore elles sont parfois réticentes à discuter des implications d'un diagnostic ayant une composante palliative (Hudson *et al.*, 2004). Néanmoins, l'accessibilité des services demeure un aspect important dans l'utilisation de cette source de soutien. En effet, l'étude de Kealey et Mc Intyre (2005) rapporte que les aidantes ne sont pas toujours au courant des services accessibles, n'ayant pas reçu suffisamment d'information à cet égard. Schumacher *et al.* (2000), pour leur part, spécifient que la plupart des aidantes sont plutôt passives dans la mobilisation du soutien formel, utilisant seulement les ressources auxquelles elles ont été référées, peu importe que leurs besoins soient rencontrés ou non.

Suite à la discussion de ces diverses *sources de soutien* dont bénéficient les aidantes, il est maintenant intéressant de discuter de leur *satisfaction* à l'égard de ces cinq grandes *catégories de soutien*, tel que démontré à l'aide de la dernière section du questionnaire *Index de l'appréciation subjective du soutien social et de la satisfaction des catégories (types) du réseau de soutien.*

De toute évidence, la catégorie de *l'assistance financière* constitue celle qui est la moins satisfaite de la part des aidantes avec une moyenne de 2,87, démontrant ainsi une satisfaction modérée. Le revenu familial plutôt minime de plusieurs aidantes, leur réticence à demander de l'aide financière (Glajchen, 2004), ainsi que le peu de sources disponibles à ce niveau (Aranda & Hayman-White, 2001; Glozman, 2004; Loke *et al.*, 2003) peuvent expliquer cette insatisfaction de la part des aidantes.

La socialisation, pour sa part, s'est révélée être la deuxième catégorie de soutien la moins satisfaite de la part des aidantes. Pour tout dire, cette satisfaction moindre de la part des aidantes en ce qui a trait à l'aspect social peut probablement s'expliquer par le peu de temps qu'elles peuvent consacrer à leur vie sociale (Loke *et al.*, 2003; Société canadienne du cancer, 2010; Weitzner *et al.*, 1999) et ce, malgré les périodes de répit dont bénéficient certaines d'entre elles.

Cette section sur la *satisfaction des catégories (types) de soutien* vient donc clore la discussion relative aux questions descriptives du soutien social. Suite à ces divers résultats, il devient possible de conclure que les aidantes de cette présente étude bénéficient de sources de soutien dans chacune des catégories (soutien émotionnel, socialisation, assistance pratique, assistance financière, conseils/avis).

Toutefois, *l'assistance financière* demeure de loin la catégorie de soutien la moins satisfaite de la part des aidantes.

Tout compte fait, il est possible de constater une certaine similitude entre les énoncés de la qualité de vie et ceux du soutien social qui ont démontré une *satisfaction moindre* de la part des aidantes à l'étude. Par le fait même, il importe de mentionner une certaine colinéarité en ce qui concerne les deux questionnaires, c'est-à-dire que quelques énoncés de *l'Index de la qualité de vie* de Ferrans et Powers (1985) sont assez similaires à certains énoncés présents dans *l'Index de l'appréciation subjective du soutien social et de la satisfaction des catégories (types) du réseau de soutien* de Vaux (1982), plus précisément en ce qui concerne les questions reliées au soutien social informel. Mentionnons, à titre d'exemple, les énoncés suivants : « *Êtes-vous satisfaite du support émotif que les autres vous procurent?* » (énoncé # 10 de l'*Index sur la qualité de vie* - partie I) et «*Quelle est votre satisfaction à l'égard du soutien émotionnel que vous recevez?*» (énoncé # 1 de l'Index de l'appréciation subjective du soutien social et de la satisfaction des catégories (types) du réseau de soutien - partie III). Cette colinéarité a pu possiblement agir à titre de limite dans cette présente étude.

Question de recherche relative aux relations entre la qualité de vie et
le soutien social des aidantes de conjoints atteints d'un cancer
en phase palliative

L'examen des relations entre les scores globaux de la qualité de vie et ceux de l'appréciation subjective du soutien social ne permet pas de conclure qu'il existe une relation statistiquement significative entre le soutien social des aidantes de cette présente étude et leur qualité de vie.

Le seul lien significatif qui a été relevé est celui entre le score global de l'appréciation subjective du soutien et celui de la dimension familiale de la qualité de vie chez les aidantes à l'étude. En effet, l'étude révèle un lien significatif léger (r = 0,41 : p = 0,02) entre ces deux composantes, signifiant que plus la dimension familiale est perçue importante et satisfaite pour les aidantes, plus ces dernières perçoivent recevoir suffisamment de soutien.

Il est possible de croire que les aidantes, étant pour la plupart d'âge mûr, accordent beaucoup de valeur à leur vie familiale et ce, plus particulièrement depuis l'annonce de la maladie palliative du conjoint. En effet, tel que mentionné par Grbich *et al.* (2001), il arrive fréquemment que les liens entre les conjoints et la famille en général se resserrent tout au long de cette trajectoire que constitue la maladie en soi. Les relations familiales se sont avérées comme étant importantes et satisfaites dans la présente étude. Les aidantes ont toutes répondu qu'elles s'occupaient de leur conjoint parce qu'elles *le voulaient bien*, ce qui signifie probablement qu'elles ont voulu répondre au désir de leur conjoint de passer le plus de temps possible au domicile familial et ce, peu importe les changements que cette décision pouvait apporter dans leur vie (Société canadienne du cancer, 2010).

Un peu étonnamment, aucune relation significative n'a été retrouvée entre les énoncés *les moins satisfaits* de *la qualité de vie* et les énoncés de *l'appréciation subjective du soutien social* et de *la satisfaction des sources du réseau de soutien* chez les aidantes. Une explication plausible de ce résultat pourrait être que les énoncés de la qualité de vie les *moins satisfaits* de la part des aidantes peuvent être comblés par le soutien qu'elles reçoivent. Par exemple, si on considère quelques énoncés de la qualité de vie qui sont moins satisfaits de la part les aidantes de cette présente étude, soit *la quantité de stress ou de préoccupations dans leur vie* et *la tranquillité d'esprit*, il va de soi qu'on observe par ricochet ce qui se passe au niveau du *soutien émotionnel* chez ces mêmes aidantes. Par le fait même, cette source de soutien émotionnel varie entre *modérément* et *vraiment* satisfaite. Ce constat nous amène donc à spéculer que bien que les aidantes soient toujours préoccupées, le soutien émotionnel qu'elles reçoivent, plus particulièrement de la part de leurs enfants, est suffisant pour combler cette insatisfaction à l'égard des préoccupations et de la tranquillité d'esprit.

Somme toute, bien que quelques études aient démontré un lien significatif entre la qualité de vie des aidants et leur soutien social (Mellon & Northouse, 2001; Monahan & Hooker, 1997), il demeure tout de même que très peu d'études consistent à examiner le concept de la qualité de vie et le construit du soutien social, rendant ainsi la comparaison avec les écrits un peu difficile. Cette absence de corrélations significatives est appuyée par l'étude de Grov *et al.* (2006) qui démontre qu'il n'existe aucun lien significatif entre le soutien social reçu par les aidants et le fardeau occasionné par leur rôle.

Ces diverses réflexions terminent la section de la discussion des résultats. En dernier lieu, des recommandations pour la formation, la pratique et la recherche en science infirmière sont émises.

Recommandations
Recommandations pour la formation

Les programmes en science infirmière pourraient être axés davantage sur les soins à domicile pour les individus en fin de vie et leurs proches, plus particulièrement pour les aidantes de personnes atteintes d'un cancer en phase palliative. Avec le virage ambulatoire, de plus en plus de personnes reçoivent les derniers soins à la maison (Comité « De la vie et de la mort », 2000). Puisque 80 % de ces soins sont dispensés par des femmes (Comité coordonnateur des femmes et la réforme en santé, 2002), cette population devrait être incluse dans l'enseignement prodigué aux étudiantes et étudiants, plus particulièrement en ce qui a trait aux dimensions de la qualité de vie qui risquent d'être les plus altérées.

La chercheuse recommande que les enseignantes et professeurs en science infirmière privilégient non seulement la qualité de vie des aidantes, mais également

138

toutes les catégories de soutien social qui leur sont accessibles et bénéfiques. Le fait d'initier les étudiantes et étudiants à des concepts entourant la maladie en soi pourrait les inciter à mettre en pratique, très tôt dans leur formation, le soin holiste de la personne. Par le fait même, ces futures infirmières et futurs infirmiers deviendraient des professionnels alertes aux besoins de cette population d'aidantes qui, bien entendu, constitueront un bassin encore plus important de notre futur système de santé (Coalition pour des soins de santé de fin de vie de qualité du Canada, 2010).

Recommandations pour la pratique

À prime abord, il importe de disséminer les résultats de la présente recherche aux infirmières du PEM et aux autres professionnels de la santé puisque la quantité de stress et de préoccupations qui hantent continuellement l'esprit des aidantes constitue l'un des problèmes prioritaires auxquels les professionnels de la santé doivent s'attarder. Le soutien émotionnel et informationnel devient alors d'une grande importance (Grbich *et al.*, 2001; Webber, 2009), qu'il soit assuré par des ressources formelles ou informelles. L'accessibilité des sources de soutien semble parfois problématique, d'où l'importance d'instaurer des systèmes de soutien disponibles en tout temps, que ce soit par l'entremise de lignes d'écoute, de sites Web, d'informations sous forme de brochures ou encore de services personnalisés disponibles 24 heures sur 24. Bien que certaines aidantes préfèrent se confier à des personnes de confiance, plus particulièrement aux membres de leur famille ou aux amis, il n'en demeure pas moins que les sources de soutien formel ne sont pas

139

toujours accessibles et que les aidantes sont hésitantes à les solliciter. La chercheuse considère donc qu'il serait bénéfique qu'une infirmière accompagnatrice soit disponible pour l'aidante tout au long de cette période pénible de sa vie. Ainsi, elle se sentirait épaulée non seulement par sa famille et amis, mais également par une professionnelle de la santé qui détient un certain niveau d'expertise et de compétence en soins de fin de vie. Ceci assurerait une meilleure continuité des soins.

L'assistance financière, constituant également l'un des problèmes majeurs lors des soins à domicile, démontre l'importance du travail intersectoriel ainsi que des gouvernements provinciaux et fédéraux et ce, peu importe le statut socio-économique des aidantes. Les infirmières et infirmiers ainsi que les travailleurs sociaux doivent être alertes aux différents besoins des aidantes, en plus de s'assurer qu'elles reçoivent le soutien financier requis. Bien qu'il y ait des critères d'admissibilité à l'aide financière fournie par les instances gouvernementales, il demeure tout de même que les aidantes ne sont pas toujours au courant de ces différentes sources de soutien. La chercheuse recommande donc que l'équipe d'oncologie procure l'enseignement en ce qui concerne cette source de soutien dès l'annonce du diagnostic, car au fur et à mesure que la maladie progresse, les aidantes ne possèdent plus l'énergie pour s'attarder à toute cette panoplie de formulaires exigés par ces réclamations. De surcroît, une meilleure publicité concernant ces sources de soutien, ainsi qu'une simplification au niveau des requêtes, pourraient faire en sorte que les aidantes accepteraient davantage d'y adhérer.

Finalement, la chercheuse suggère que la qualité de vie des aidantes soit toujours considérée en lien avec le soutien social qu'elles reçoivent. Bien qu'aucune relation significative importante n'ait été démontrée dans cette présente étude, il demeure un certain doute à savoir ce qui ce serait produit au niveau des corrélations si le soutien social n'avait pas été aussi satisfait de la part des aidantes.

Recommandations pour la recherche

Il serait intéressant de considérer certains points importants de cette présente étude et d'examiner la possibilité de conduire d'autres recherches de même type. En effet, une étude auprès d'aidantes de conjoints atteints d'un cancer en phase palliative qui seraient âgées entre 35 à 55 ans serait certes un atout important au niveau de la recherche. Cette population, se trouvant sur le marché du travail et ayant des enfants en plus bas âge, pourraient nécessiter plus de soutien ou d'un soutien différent. Par le fait même, il serait possible d'étudier l'accessibilité et la satisfaction des catégories de soutien de ces aidantes, en lien avec leur qualité de vie.

Un deuxième aspect sur lequel la chercheuse s'est questionnée est le fait que plus de la moitié des conjoints des aidantes de cette présente étude étaient passablement autonomes dans leurs activités de la vie quotidienne. D'ailleurs, la chercheuse suppose que les résultats de cette étude ont été fortement influencés par cette indépendance de la part des conjoints. Par le fait même, il serait intéressant de mener cette étude auprès d'une même population, soit des aidantes de conjoints atteints d'un cancer en phase palliative, tout en ayant comme critère plus serré d'inclusion que le conjoint soit entièrement dépendant de sa conjointe pour la majorité de ses soins.

Il serait également intéressant de répéter l'étude avec un autre instrument du soutien social qui serait plus spécifique au niveau du soutien formel. Malgré la combinaison des deux instruments de mesure de Vaux (1982), la chercheuse est consciente que très peu de questions favorisaient cette étude du soutien formel, ce qui peut certes avoir influencé les résultats obtenus.

Finalement, une étude qualitative avec environ huit à 10 aidantes serait certes une étude intéressante puisque le verbatim est habituellement riche avec ce type de sujet de recherche. Ce devis d'étude qualitatif permettrait d'obtenir des données plus précises en ce qui a trait aux inquiétudes des aidantes, des symptômes qu'elles peuvent présenter, bref une vision plus holiste de chacune des aidantes. Désirant exprimer ce qu'elles vivent et appréciant se sentir écoutées, ce serait probablement une source de soutien en soi pour ces aidantes. De plus, dans une petite province comme le Nouveau-Brunswick, il s'avère difficile de recruter un échantillon de 30 personnes ou plus afin d'arriver à des statistiques significatives.

Conclusion

Cette étude descriptive et corrélationnelle avait pour but de décrire les dimensions de la qualité de vie, en termes d'*importance* et de *satisfaction*, de même que l'appréciation subjective du soutien social et les catégories (types) du réseau de soutien, chez des aidantes de conjoints atteints d'un cancer en phase palliative. Quant au volet corrélationnel, il avait pour but d'explorer l'existence de liens possibles entre la qualité de vie et le soutien social des aidantes. Le modèle de la qualité de vie de Ferrans (1996) a été le modèle qui a servi d'assise à cette recherche.

Les scores globaux de chacune des dimensions de la qualité de vie de Ferrans (1996) révèlent que *la dimension psychologique et spirituelle* et celle de *la santé et du fonctionnement* sont celles qui sont *les plus importantes* pour les aidantes et qui sont *les moins satisfaites*. Le score global des quatre dimension de l'Index de la qualité de vie, pour sa part, a révélé un résultat comparable à ce qui a été retrouvé dans des études antérieures auprès de populations d'aidantes.

La quantité de stress ou de préoccupations dans leur vie ainsi que la *tranquillité d'esprit* constituent les deux énoncés les plus marquants de la qualité de vie des aidantes. La satisfaction moindre de la part des aidantes à l'égard de ces deux énoncés constitue un point culminant de l'étude, sans compter la relation significative de ces énoncés avec *le temps dont le conjoint a été diagnostiqué d'un cancer*, c'est-à-dire que plus le temps s'est écoulé depuis l'annonce du diagnostic, plus ces deux énoncés de la qualité de vie semblent altérés.

Les aidantes présentent un degré d'approbation majoritairement élevé de l'appréciation subjective de leur soutien social avec un score global démontrant qu'elles perçoivent recevoir suffisamment de soutien. Néanmoins, la catégorie du soutien social la *moins satisfaite* de la part des aidantes est celle de *l'assistance financière*. Plusieurs études auprès d'aidantes appuient ce constat (Aranda & Hayman-White, 2001; AREQ & SCQ, 2009; Glajchen, 2004; Glozman, 2004, Loke *et al.*, 2003). La réticence des aidantes à demander de l'aide financière et le peu de ressources disponibles à ce niveau semblent être des facteurs contribuant à cette insatisfaction.

L'accessibilité des sources de soutien formel constitue un élément important lorsque les aidantes révèlent leurs principales sources de soutien. De fait, les enfants, la famille et les amis représentent les sources les plus importantes dans plusieurs catégories de soutien, cette source de soutien informel étant accessible en tout temps. Ce résultat est appuyé par les écrits stipulant que les aidantes sont plutôt passives dans la mobilisation du soutien formel, probablement en raison d'une méconnaissance de ces sources (Kealey & Mc Intyre, 2005; Schumacher *et al.*, 2000).

L'étude des relations entre la qualité de vie et le soutien social des aidantes ne permet pas de conclure qu'il existe une relation importante entre ces deux variables. La seule relation statistiquement significative qui a été relevée est celle entre le **score global** de *l'appréciation subjective du soutien social* et celui de la *dimension familiale de la qualité de vie*. L'étude des relations entre les énoncés ne s'est pas avérée révélatrice en ce sens qu'aucune corrélation significative n'a été relevée entre les énoncés de la *qualité de vie* les *moins satisfaits* de la part des aidantes et les énoncés du *soutien social*. À ce propos, il importe de mentionner que la satisfaction des aidantes à l'égard du soutien social dont elles bénéficient peut avoir eu une influence majeure dans l'étude de ces relations. Cette présente étude a donc été dans le même sens que celle de Grov *et al.* (2005), qui n'a démontré aucun lien significatif entre le soutien social reçu par les aidants et le fardeau occasionné par leur rôle.

Tout bien considéré, cette présente étude a tout de même contribué à découvrir les principaux aspects de la qualité de vie qui sont les plus altérés chez des aidantes de conjoints atteints d'un cancer en phase palliative dans la région du Nord-Ouest et du Sud-Est du Nouveau-Brunswick. Par le fait même, il devient intéressant de constater que ces aidantes bénéficient en grande partie du soutien provenant de leurs enfants et de leur famille. Par contre, malgré plusieurs recommandations de la part de diverses instances en ce qui a trait aux ressources financières accessibles pour les aidants, la catégorie de l'assistance financière constitue la plus grande insatisfaction de la part des aidantes. Cette présente étude permet donc de constater qu'il existe encore une lacune au niveau de l'assistance financière, d'où l'importance de s'attarder à ce grand besoin chez les aidantes dans le but d'améliorer la dimension économique de la qualité de vie qui est très ébranlée lors des soins à domicile.

Références

147

Agence de santé publique du Canada. (2003). Santé mentale [En ligne].
Disponible :
http://www.phacaspc.gc.ca/mhsm/sanmentale/pubs/qualite_de_vie/instrumentsmesu.

Aranda, S.K. & Hayman-White, K. (2001). Home caregivers of the person with advanced cancer. *Cancer Nursing, 24*(4), 300-307.

Association des retraitées et retraités de l'éducation et des autres services publics du Québec (AREQ) et la Centrale des syndicats du Québec (CSQ). (2009). Le soutien des personnes proches aidantes : une responsabilité étatique ! [En ligne]. Disponible :
http://communiques.gouv.qc.ca/gouvqc/communiques/GPQF/Mars 2009/15/c8880.html.

Barrera, M., Jr. (1981). Social support in the adjustment of pregnant adolescents. *In B.H. Gottlieb (Eds), Social networks and social support* (p.69-96). London : Sage Publications.

Barrera, M., Jr. (1986). Distinctions between social support concepts, measures, and models. *American Journal of Community Psychology, 14*(4), 413-445.

Barrera, M., Jr., Sandler, I.N. & Ramsey, T.B. (1981). Preliminary development of a scale of social support : Studies on college students. *American Journal of Community Psychology, 9*(4), 435-447.

Beauregard, L. & Dumont, S. (1996). La mesure du soutien social. *Service social, 45*(3), 55-76.

Blanchard, C.G., Albrecht, T.L. & Ruckdeschel, J.C. (1997). The crisis of cancer : Psychological impact on family caregivers. *Oncology, 11*(2), 189-194.

Bonomi, A.E., Patrick, D.L., Bushnell, D.M. & Martin, M. (2000). Quality of life measurement : Will we ever be satisfied ? *Journal of Clinical Epidemiology, 53*(1), 19-23.

Borneman, T., Chu, D.Z.J., Wagman, L., Ferrell, B., Juarez, G., McCahill,   L.E. & Uman,   G. (2003). Concerns of family caregivers of patients with cancer facing palliative   surgery   for   advanced   malignancies. *Oncology Nursing Forum, 30*(6), 997-1005.

Burns, C.M., Dixon, T., Smith, W.T. & Craft, P.S. (2004). Patients with advanced cancer and family caregivers' knowledge of health and community services : A longitudinal study. *Health and Social Care in the Community, 12*(6), 488-503.

Campbell, A., Converse, P. & Rodgers, W. (1976). *The quality of American life.* New-York: Russell Sage Foundation.

Caplan, G. (1974). *Support systems and community mental health.* New York : Behavioral Publications.

Carroll, D.L., Hamilton, G.A., & McGovern, B.A. (1999). Changes in health status and quality of life and the impact of uncertainty in patients who survive life-threatening arrhythmias. *Heart & Lung, 28*(4), 251-260).

Carter, P.A. & Chang, B.L. (2000). Sleep and depression in cancer caregivers. *Cancer Nursing, 23*(6), 410-415.

Cella, D.F. (1994). Quality of life : concepts and definition. *Journal of Pain and Symptom Management, 9*(3), 186-192.

Centre-Ressources pour la vie autonome. (2006). *Guide d'accompagnement et d'information pour les aidants naturels.* Bas-Saint-Laurent, Québec : CRVA

Charron, A. (2005). *Besoins d'apprentissage et qualité de vie de femmes présentant un trouble dépressif.* Thèse doctorale en sciences de l'éducation, département de psychopédagogie et d'andragogie, non publiée. Université de Montréal : Faculté des sciences de l'éducation.

Chen, M-L., Chu, L. & Chen, H-C. (2004). Impact of cancer patients' quality of life on that of spouse caregivers. *Support Care Cancer, 12*(7), 469-475.

Clark, M.M., Rummans, T.A., Sloan, J.A., Jensen, A., Atherton, P.J., Frost, M.H., Richardson, J.W., Bostwick, J.M., Johnson, M.E., Hanson, J.M. & Brown, P.D. (2006). Quality of life of caregivers of patients with advanced-stage cancer. *American Journal of Hospice and Palliative Medicine, 23*(3), 185-191.

Coalition pour des soins de fin de vie de qualité du Canada. (2010). *Plan d'action 2010 à 2020.* Canada : Coalition pour des soins de fin de vie de qualité du Canada.

Cobb, S. (1976). Social support as a moderator of life stress. *Psychometric Medicine, 38,* 300-314.

Cohen, S., Mermelstein, R., Kamarck, T. & Hoberman, H.M. (1985). Measuring the functional components of social support. In I.G. Sarason et B.R. Sarason (Eds), *Social support : Theory, research and applications* (p.73-94). Washington : Martinus Nijhoff Publishers.

Cohen, S. & Syme, S.L. (1985). *Social support and health.* Orlando : Academic Press.

Cohen, S. & Wills, T.A. (1985). Stress, social support, and the buffering hypothesis. *Psychological Bulletin, 98*(2), 310-357.

Comité coordonnateur des femmes et la réforme en santé (2002). Les femmes et les soins à domicile [En ligne]. Disponible : http://www.cewh-cesf.ca/reformesante.

Comité de la vie et de la mort. (2000). *Des soins de vie de qualité : chaque Canadien et Canadienne y a droit.* Canada : Comité sénatorial des affaires sociales, de la science et de la technologie.

Comrey, A.L. & Lee, H.B. (1992). *A first course in factor analysis (2nd ed.ition).* New Jersey : Lawrence Erlbaum Associates, Inc.

Corporation des sciences de la santé de l'Atlantique. (2003). Programme extra-mural [En ligne] Disponible : http://www.ahsc.health.nb.ca/Programs/ExtraMural/indexfr.shtml

Courtens, A.M., Stevens, F.C.J., Crebolder, H.F.J. & Philipsen, H. (1996). Longitudinal study on quality of life and social support in cancer patients. *Cancer Nursing, 19*(3), 162-169.

Cummins, R.A. (2000). Objective and subjective quality of life : An interactive model. *Social Indicators Research, 52*(1), 55-75.

Duda, J., Grey, M. & Martin, W. (2007). *How to support a family caregiver.* Canada : University of Victoria.

Dumont, I., Dumont, S. & Mongeau, S. (2008). End-of-life care and the grieving process : Family caregivers who have experienced the loss of a terminal-phase cancer patient. *Qualitative Health Research, 18*(8), 1049-1061.

Dunbrack, J. (2005). Les besoins d'information des aidants naturels qui apportent soutien à un proche gravement malade. *Rapport de synthèse préparé pour Santé Canada.* Canada.

Emslie, C., Browne, S., MacLeod, U., Rozmovits, L., Mitchell, E. & Ziebland, S. (2009). Getting through not going under : A qualitative study of gender and spousal support after diagnosis with colorectal cancer. *Social Science and Medicine,*

Fain, J.A. (2004). *Reading, understanding, and applying nursing research : A text and worbook.* Second edition. Philadelphia : F.A. Davis..

Felce, D. (1997). Defining and applying the concept of quality of life. *Journal of Intellectual Disability Research, 41*(2), 126-135.

Felce, D. & Perry, J. (1995). Quality of life : Its definition and measurement. *Research in Developmental Disabilities, 16*(1), 51-74.

Ferrans, C.E. (1996). Development of a conceptual model of quality of life. *Scholarly Inquiry for Nursing Practice: An International Journal,10*(3), 293-304.

Ferrans, C.E. (1998). Quality of Life Index [En ligne]. Disponible: http://www.uic.edu/org/qli

Ferrans, C.E. & Powers, M. (1985). Quality of life Index : Development and psychometric propreties. *Advances in Nursing Science, 8*, 15-24.

Ferrario, S.R., Cardillo, V., Vicario, F., Balzarini, E. & Zotti, A.M. (2004). Advanced cancer at home : caregiving and bereavement. *Palliative Medicine, 18*, 129-136.

Ferrell, B.R., Dow, K., Leigh, S. Ly, J. & Gulasekaram, P. (1995). Quality of life in long-term cancer survivors. *Oncology Nursing Forum, 22*(6),   915-922.

Ferrell, B., Grant, M. & Padilla, G. (1991). Experience of pain and perceptions of quality of life: validation of a conceptual model. *Hospice Journal, 7*(3), 9-24.

Fleming, D.A., Sheppard, V.B., Mangan, P.A., Taylor, K.L., Tallarico, M., Adams, I. & Ingham, J. (2006). Caregiving at the end of life : Perceptions of health care "Quality and Quality of life" among patients and caregivers. *Journal of Pain and Symptom Management, 31*(5), 407-420.

Fortin, M-F. (2010). *Fondements et étapes du processus de recherche: Méthodes quantitatives et qualitatives.* Deuxième édition. Québec: Chenelière Éducation.

Foucault, C. (2004). *L'art de soigner en soins palliatifs.* Montréal : Les Presses de l'Université de Montréal.

Gagnon, L. (1988). *La qualité de vie de paraplégiques et quadriplégiques.* Thèse de doctorat inédite. Université de Montréal.

Garratt, A., Schmidt, L., Mackintosh, A. & Fitzpatrick, R. (2002). Quality of life measurement : bibliographic study of patient assessed health outcome measures. *British Medical Journal, 324*, 1417-1419.

Glajchen, M. (2004). The emerging role and needs of family caregivers in cancer care. *Journal of Supportive Oncology, 2*(2), 145-155.

Glozman, J.M. (2004). Quality of life caregivers. *Neuropsychology Review, 14*(4), 183- 196.

Gottlieb, B.H. (1981). *Social networks and social support.* London : Sage Publications.

Grant, M., Padilla, G., Ferrell, B. & Rhiner, M. (1990). Assessment of quality of life with a single instrument. *Seminars in Oncology Nursing, 6*(4), 260-270.

Grbich, C., Parker, D., & Maddocks, I. (2001). The emotions and coping strategies of caregivers of family members with terminal cancer. *Journal of Palliative Care, 17*(1), 30-36.

Grov, E.K., Fossa, S.D., Sorebo, O. & Dahl, A.A. (2006). Primary caregivers of cancer patients in the palliative phase : A path analysis of variables influencing their burden. *Social Science & Medicine, 63*(9), 2429-2439.

Haas, B.K. (1999). Clarification and integration of similar quality of life concepts. *Image: Journal of Nursing Scholarship, 31*(3), 215-220.

Hacker, E. D. (2003). Quantitative measurement of quality of life in adult patients undergoing bone marrow transplant or peripheral blood stem cell transplant : A decade in review. *Oncology Nursing Forum, 30*(4), 613-629.

Hendry, F. & McVittie, C. (2004). Is quality of life a healthy concept? Measuring and understanding life experiences of older people. *Qualitative Health Research, 14*(7), 961-975.

Holmes, S. (2005). Assessing the quality of life-reality or impossible dream? *International Journal of Nursing Studies, 42*(4), 493-501.

Holtslander, L.F. & Duggleby, W.D. (2009). The hope experience of older bereaved women who cared for a spouse with terminal cancer. *Qualitative Health Research, 19*(3), 388-400.

House, J.S. & Kahn, R.L. (1985). Measures and concepts of social support. *In S. Cohen & S.L. Syme* (Éds), *Social support and health* (p. 83-107). United States: Academic Press.

Hudson, P.L. (2006). How well do family caregivers cope after caring for a relative with advanced disease and how can health professionals enhance their support? *Journal of Palliative Medicine, 9*(3), 694-703.

Hudson, P.L., Aranda, S. & Kristjanson, L.J. (2004). Meeting the supportive needs of family caregivers in palliative care : Challenges for health professionals. *Journal of Palliative Medicine, 7*(1), 19-25.

Hupcey, J.E. (1998a). Clarifying the social support theory-research linkage. *Journal of Advanced Nursing, 27*, 1231-1241.

Hupcey, J.E. (1998 b). Social support assessing conceptual coherence. *Qualitative Health Research,8*(3), 304-318.

Hupcey, J.E. & Morse, J.M. (1997). Can a professional relationship be considered social support ? *Nursing Outlook, 45*(6), 270-276.

Hutchison, C. (1999). Social support : Factors to consider when designing studies that measure social support. *Journal of Advanced Nursing, 29*(6), 1521-1526.

Jalowiec, A. (1990). Issues in using multiple measures of quality of life. *Seminars in Oncology Nursing, 6*(4), 271-277.

Jansma, F.F.I., Scure, L.M. & de Jong, B.M. (2005). Support requirements for caregivers of patients with palliative cancer. *Patient Education and Counseling, 58*(2), 182-186.

Kealy, P. & McIntyre, I. (2005). An evaluation of the domiciliary occupational therapy service in palliative cancer care in a community trust : A patient and carers perspective. *European Journal of Cancer Care, 14*(3), 232-243.

Keresztes, P.A., Merritt, S.L., Holm, K., Penckofer, S. & Patel, M. (2003). The coronary artery bypass experience : Gender differences. *Heart & Lung: The Journal of Acute and Critical Care, 32*(5), 308-319.

Kim, S.H., Oh, E.G. & Lee, W.H. (2006). Symptom experience, psychological distress, and quality of life in Korean patients with liver cirrhosis : A cross-sectional survey. *International Journal of Nursing Studies, 43*, 1047-1056.

Koop, P.M. & Strang, V.R. (2003). The bereavement experience following home-based family caregiving for persons with advanced cancer. *Clinical Nursing Research, 12*(2), 127-144.

Koopmanschap, M.A., van den Bos, G.A.M., van den Berg, B. & Brouwer, W.B.F. (2004). The desire for support and respite care : Preferences of Dutch informal caregivers. *Health Policy, 68*(3), 309-320.

Krause, N. (1986). Social support, stress, and well-being among older adults. *Journal of Gerontology, 41*(4), 512-519.

Laireiter, A. & Baumann, U. (1992). Network structures and support functions theoretical and empirical analyses. In H.O.F. Veiel et U. Baumann (Eds), *The meaning and measurement of social support* (p. 33-55). New York : Hemisphere Publishing Corporation.

Langford, C.P.H., Bowsher, J., Maloney, J.P. & Lillis, P.P. (1997). Social support: A conceptual analysis. *Journal of Advanced Nursing, 25*(1), 95-100.

Larousse, (2003). *Le Petit Larousse Illustré.* Montréal : Larousse.

Leidy, N.K. (1994). Functional status and the forward progress of merry-go-rounds: Toward a coherent analytical framework. *Nursing Research, 43*(4), 196-202.

Lefaiver, C.A., Keough, V.A., Letizia, M. & Lanuzo, D.M. (2009). Quality of life in caregivers providing care for lung transplant candidates. *Progress in Transplantation, 19*(2), 142-152.

Lindström, B. & Eriksson, B. (1993). Social pediatrics : Quality of life for children with disabilities. *Social and Preventive Medicine, 38*(2), 83-89.

Loke, A.Y., Faith Liu, C-F. & Szeto, Y. (2003). The difficulties faced by informal caregivers of patients with terminal cancer in Hong Kong and the available social support. *Cancer Nursing, 26*(4), 276-283.

Lundh, U. (1999). Family carers 4 : Designing services to support family carers in Sweden. *British Journal of Nursing, 8*(12), 787-790.

Mandzuk, L.L. (2005). A concept analysis of quality of life. *Journal of Orthopaedic Nursing, 9*(1), 12-18.

Martinez-Martin, P., Benito-Leon, J., Alonso, F., Catalan, M.J., Pondal, M., Zamarbide, I., Tobias, A. & de Pedro, J. (2005). Quality of life of caregivers in Parkinson's disease. *Quality of Life Resaerch, 14,* 463-472.

Meeberg, G.A. (1993). Quality of life: a concept analysis. *Journal of Advanced Nursing, 18,* 32-38.

Melin-Johansson, C., Axelsson, B. & Danielson, E. (2007). Caregivers' perceptions about terminally ill family members' quality of life. *European Journal of Cancer Care, 16,* 338-345.

Mellon, S. & Northouse, L.L. (2001). Family survivorship and quality of life following a cancer diagnosis. *Research in Nursing and Health, 24*(6), 446-459.

Mellon, S., Northouse, L.L. & Weiss, L.K. (2006). A population-based study of the quality of life of cancer survivors and their family caregivers. *Cancer Nursing, 29*(2), 120-131.

Miron, I. N. & Ouimette, J. (2006). *Les femmes aidantes naturelles dans les communautés francophones et acadiennes du Canada*. Ontario : Alliance des femmes de la francophonie canadienne.

Mok, E., Chan, F., Chan, V. & Yeung, E. (2003). Family experience caring for terminally ill patients with cancer in Hong Kong. *Cancer Nursing, 26*(4), 267-272.

Monahan, D.J. & Hooker, K. (1997). Caregiving and social support in two illness groups. *Social Work, 42*(3), 278-288.

Morse, S.R. & Fife, F. (1998). Coping with a partner's cancer : Adjustment at four stages of the illness trajectory. *Oncology Nursing Forum, 25*(4), 751-760.

Mount, B.M. & Cohen, S.R. (1995). Quality of life in the face of life-threatening illness : What should we be measuring? *Current Oncology, 2*(3), 121-125.

Norbeck, J. (1981). Social support : A model for clinical research and application. *Advances in Nursing Science, 3*(4), 43-59.

Organisation mondiale de la santé. (2003). La définition de la santé de l'OMS [En ligne]. Disponible : http://www.who.int/about/definition/fr/index.html

Ouellet, S. (2004). *Élaboration et validation d'une stratégie de l'étude des besoins et des attentes des personnes-soutien en soins palliatifs : Cas de la Régie de la santé Acadie-Bathurst*. Thèse doctorale en science de l'éducation, option mesure et évaluation, non publiée. Université de Montréal : Faculté des sciences de l'éducation.

Pais-Ribeiro, J.L. (2004). Quality of life is a primary end-point in clinical settings. *Clinical Nutrition, 23*(1), 121-130.

Parker, G.G. (1992). Chemotherapy administration in the home. *Home Healthcare Nurse, 10*(1), 30-36.

Pasacreta, J.V. & McCorkle, R. (2000). Cancer care : Impact of interventions on caregiver outcomes. *Annual Review of Nursing Research, 18*, 127-148.

Petroff, J. (2002). Salaires [En ligne]. Disponible: http://www.peoi.org/Courses/Coursesfr/mic/mic9.html

Quevillon, M-J. (2000). *Validation de la traduction française du Quality of Life Index de Ferrans et Powers.* Mémoire de maîtrise inédit. Université de Montréal.

Réseau oecuménique sur les soins de santé. (2003). Soins à domicile [En ligne]. Disponible:*http://callisto.si.usherb.ca:8080//llafranc/soins_domicile/sois_a_ domicile/soins_htm*

Romanow, R.J. (2002). *L'avenir des soins de santé au Canada.* Saskatoon : Commission sur l'avenir des soins de santé au Canada.

Santé Canada. (1997-1998). *Info échange pour les aîné(es) - Les aidants naturels et l'avenir des soins à domicile.* Canada : Santé Canada.

Santé Canada. (2002). *Profil national des personnes soignantes au Canada - 2002: Rapport final.* Canada : Santé Canada.

Santé Canada. (2006). *La santé des femmes âgées* [En ligne] : *http://www.hc-sc.gc.ca*

Schipper, H., Clinch, J. & Powell, V. (1990). Definitions and conceptual issues. In B. Spilker (Éds.), *Quality of life assessments in clinical trials* (p. 11-24). New York: Rave Press.

Scott, L.D. (2000). Caregiving and care receiving a technologically dependent heart failure population. *Advances in Nursing Science*, 23(2), 82-97.

Shumaker, S.A. & Brownell, A. (1984). Toward a theory of social support : Closing conceptual gaps. *Journal of Social issues, 40*, 11-36.

Schumacher, K.L., Stewart, B.J., Archbold, P.G., Dodd, M.J. & Dibble, S.L. (2000). Family caregiving skill : Development of the concept. *Research in Nursing Health, 23*(3), 191-203.

Services de soins à domicile. (2010). Croix Rouge canadienne [En ligne] : http://www.croixrouge.ca/article.asp?id=001623&tid=020

Société canadienne du cancer. (2010). *Vivre avec un cancer avancé.* Canada : Société canadienne du cancer.

Société canadienne du cancer. (2012). *Statistiques canadiennes sur le cancer 2012.* Canada : Société canadienne du cancer.

Spilker, B. (1990). *Quality of life assessments in clinical trials.* New York : Raven Press.

Spitzer, W.O. (1987). State of science 1986 : Quality of life and functional status as target variables for research. *Journal of Chronic Diseases, 40*(6), 465-471.

Stewart, M. (1993). *Integrating social support in nursing.* Newbury Park, CA: Sage.

Stewart, A., Teno, J., Patrick, D.L. & Lynn, J. (1999). The concept of quality of life of dying persons in the context of health care. *Journal of Pain and Symptom Management, 17*(2), 93-108.

Streeter, C.L. & Franklin, C. (1992). Toward a theory of social support : Closing conceptual gaps. *Journal of Social Issues, 2*(1), 81-98.

Taillefer, M-C., Dupuis, G., Roberge, M-A. & LeMay, S. (2003). Health-related quality of life models : Systematic review of the literature. *Social Indicators Research*, 64(2), 293-323.

Tardy, C.H. (1985). Social support measurement. *American Journal of Community Psychology, 13*(2), 187-203.

Taylor, E.J. (2003). Nurses caring for the spirit : Patients with cancer and family caregivers expectations. *Oncology Nursing Forum, 30*(4), 585-590.

Theis, S., Moss, J. & Pearson, M. (1994). Respite for caregivers : An evaluation study. *Journal of Community Health Nursing*, 11(1), 31-44.

Varni, J.W., Katz, E.R., Seid, M., Quiggins, D.J.L., Friedman-Bender, A. & Castro, C.M. (1998).The pediatric cancer quality of life inventory (PCQL). I. Instrument development, descriptive statistics, and cross-informant variance. *Journal of Behavioral Medicine, 21*(2), 179-204.

Vaux, A. (1988). *Social support : Theory, research, and interventions.* New-York : Praeger.

Vaux, A. (1992). Assessment of social support. In H.O.F. Veiel et U. Baumann (Eds), *The meaning and measurement of social support* (p.193-216). New York : Hemisphere Publishing Corporation.

Vaux, A., Phillips, J., Holly, L., Thomson, B., Williams, D. & Stewart, D. (1986). The social support appraisals (SS-A) scale : Studies of reliability and validity. *American Journal of Community Psychology,* 14(2), 195-219.

Veiel, H.O.F. & Baumann, U. (1992). *The meaning and measurement of social support.* New York : Hemisphere Publishing Corporation.

Volker, D.L. (2003). Assisted dying and end-of-life symptom management. *Cancer Nursing, 26*(5), 392-399.

Webber, T. (2009). Leçons apprises d'aidants familiaux. *Infirmière Canadienne, 10*(3), 9-10.

Wei-Chung Chang, E., Tsai, Y-Y., Chang, T-W. & Tsao, C-J. (2007). Quality of sleep and quality of life of breast cancer patient. *Psycho-Oncology, 16,* 950-955.

Weitzner, M.A., Jacobsen, P.B., Wagner, H., Friedland, J. & Cox, C. (1999). The caregiver quality of life Index-Cancer (CQOLC) scale : Development and validation of an instrument to measure quality of life of the family caregiver of patients with cancer. *Quality of Life Research,*8, 55-63.

Zekovic, B. & Renwick, R. (2003). Quality of life for children and adolescents with developmental disabilities: Review of conceptual and methodological issues relevant to public policy. *Disability & Society,18*(1), 19-34.

APPENDICE A

Formulaire de données sociodémographiques et médicales

<u>Formulaire de données sociodémographiques et médicales</u>

1. Quel est votre âge ?

_____   30 à 40 ans

_____   41 à 50 ans

_____   51 à 60 ans

_____   61 à 70 ans

_____   71 à 85 ans

2. Quel est votre niveau d'éducation ?

_____   études primaires

_____   études secondaires

_____   études collégiales

_____   études universitaires

_____   autres

3. Quel est votre statut d'emploi présentement ?

_____ emploi. Si oui, lequel ? _____   temps plein _____
temps partiel ____
occasionnel _____

_____ sans emploi. Spécifiez :   par choix _____
                                       chômage _____
                                       congé de maladie _____
                                       congé de compassion _____

_____ retraite

_____ autres

4. À quel niveau se situent vos revenus financiers ?

_____   entre 10 000 dollars et 30 000 dollars

_____   entre 30 000 dollars et 50 000 dollars

_____   entre 50 000 dollars et 70 000 dollars

_____   entre 70 000 dollars et 100 000 dollars

_____   plus de 100 000 dollars

5. Depuis combien d'années demeurez-vous avec votre conjoint ?

_____   moins de 10 ans

_____   11 ans à 25 ans

_____   plus de 25 ans

6. Avez-vous des enfants ?

_____ non

oui   Combien ? _____

Dans quelle catégorie d'âge sont-ils ?   ___ 10 à 20 ans
                                          ___ 21 à 30 ans
                                          ___ 31 à 40 ans
                                          ___ 41 à 50 ans
                                          ___ 51 à 60 ans
                                          ___ 61 à 70 ans

7. Depuis combien de temps votre conjoint a-t-il été diagnostiqué d'un cancer ?

_____ 1 mois à 3 mois

_____ 3 mois à 6 mois

_____ 6 mois à 1 an

_____ plus d'un an

8. De quel type de cancer votre conjoint est-il atteint ?

_____ intestinal

_____ hépatique

_____ pulmonaire

_____ prostate

_____ métastatique   Site primaire : _____

_____ autres. Spécifiez _____

165

9. Depuis combien de temps effectuez-vous le rôle d'aidante à domicile ?

_____ 1 mois à 3 mois

_____ 3 mois à 6 mois

_____ 6 mois à 1 an

_____ plus d'un an

10. Quel est le niveau de dépendance de votre conjoint en ce qui a trait à ses activités de la vie quotidienne ?

_____ complètement dépendant

_____ semi-dépendant

_____ indépendant

11. Quels soins spécifiques devez-vous administrer à votre conjoint ? Spécifiez le nombre d'heures.

_____ soins d'hygiène ___ heures

_____ alimentation ___ heures

_____ déplacements ___ heures

_____ administration des médicaments ___ heures

_____ surveillance de la chimiothérapie ___ heures

_____ déplacements pour les rendez-vous ___ heures

_____ autres ___ heures

12. Pour quelle raison avez-vous choisi d'effectuer le rôle d'aidante ?

_____ par devoir/obligation

_____ pour répondre à la demande de mon conjoint

_____ pour répondre aux demandes des enfants et de la famille

_____ parce que je le veux bien

_____ autres. Spécifiez _____

13. Présentez-vous un ou des problèmes de santé ?

_____ non

_____ oui   Lequel (lesquels) ? _____

14. Prenez-vous des médicaments pour vous aider à relaxer ou à dormir ?

_____ non

_____ oui   Quel type ? _____

15. Recevez-vous une source d'aide particulière pour les soins de votre conjoint à domicile ?

_____ non

_____ oui   Laquelle (lesquelles) ? _____

16. Avez-vous des moments de répit pour vous occuper de vous-même ?

_____ non

_____ oui Spécifiez montant _____

Spécifiez type de répit _____

17. Participez-vous à des activités sociales ou à certains loisirs ?

_____ non

_____ oui Lesquels ? _____

Lisa Morin, septembre 2007

168

APPENDICE B

Index sur la qualité de vie

Index sur la qualité de vie - partie I
(satisfaction par domaine)

Les gens diffèrent par leur attitude face à leur vie. Il est possible que les choses jugées satisfaisantes par une personne n'en satisfassent pas une autre.

Pour chacune des questions suivantes, indiquez la réponse qui décrit le mieux votre satisfaction à l'égard de ce secteur de votre vie. Si aucun énoncé ne correspond exactement, choisissez celui qui se rapproche le plus de votre opinion.

Veuillez répondre à toutes les questions qui vous concernent. Il n'y a pas de bonnes ou de mauvaises réponses.

Si vous répondez :

Très insatisfaite ....**Encerclez ... 1**

Modérément insatisfaite .... **Encerclez ...2**

Peu insatisfaite .... **Encerclez ...3**

Peu satisfaite .... **Encerclez ...4**

Modérément satisfaite .... **Encerclez ...5**

Très satisfaite .... **Encerclez ...6**

1. Êtes-vous satisfaite de votre santé ?......................................   1 2 3 4 5 6

2. Êtes-vous satisfaite des soins médicaux que vous recevez ?....   1 2 3 4 5 6

3. Êtes-vous satisfaite de votre autonomie physique
(capacité de vous débrouiller, de vous déplacer) ?...................   1 2 3 4 5 6

4. Êtes-vous satisfaite de votre potentiel de longévité ?............... 1 2 3 4 5 6

5. Êtes-vous satisfaite de l'état de santé de votre famille ?............... 1 2 3 4 5 6

6. Êtes-vous satisfaite de vos enfants ?..................................... 1 2 3 4 5 6

7. Êtes-vous satisfaite du bonheur de votre famille ?.................. 1 2 3 4 5 6

8. Êtes-vous satisfaite de votre relation avec votre conjoint ?..... 1 2 3 4 5 6

9. Êtes-vous satisfaite de vos amis ?..................................... 1 2 3 4 5 6

10. Êtes-vous satisfaite du support émotif que les autres
     vous procurent ?.. 1 2 3 4 5 6

11. Êtes-vous satisfaite de votre capacité de vous
    acquitter de vos responsabilités familiales
    (ce que vous avez à faire pour votre famille) ?...................... 1 2 3 4 5 6

12. Êtes-vous satisfaite de votre utilité pour les autres ?............. 1 2 3 4 5 6
.
13. Êtes-vous satisfaite de la quantité de stress ou
    de préoccupations dans votre vie ?..................................... 1 2 3 4 5 6

14. Êtes-vous satisfaite de votre foyer
    (meubles, maison ou appartement) ?..................................... 1 2 3 4 5 6

15. Êtes-vous satisfaite de votre voisinage ?............................... 1 2 3 4 5 6

16. Êtes-vous satisfaite de votre niveau de vie ?.......................... 1 2 3 4 5 6

17. Êtes-vous satisfaite des conditions de vie
    en général au Nouveau-Brunswick ?..................................... 1 2 3 4 5 6

18. Si vous travaillez, êtes-vous satisfaite de votre travail ?........ 1 2 3 4 5 6

19. Si vous êtes sans emploi, à la retraite ou en congé de compassion, êtes-vous satisfaite de ne pas avoir de travail ?... 1 2 3 4 5 6

20. Êtes-vous satisfaite de votre niveau d'instruction ?............... 1 2 3 4 5 6

21. Êtes-vous satisfaite de votre autonomie financière ?............. 1 2 3 4 5 6

22. Êtes-vous satisfaite de vos loisirs ?.. 1 2 3 4 5 6

23. Êtes-vous satisfaite de vos possibilités de voyage durant vos vacances ?.. 1 2 3 4 5 6

24. Êtes-vous satisfaite de vos possibilités concernant une vieillesse (retraite) heureuse ?.. 1 2 3 4 5 6

25. Êtes-vous satisfaite de votre tranquillité d'esprit ?................. 1 2 3 4 5 6

26. Êtes-vous satisfaite de votre croyance personnelle en Dieu ?.. 1 2 3 4 5 6

27. Êtes-vous satisfaite des buts personnels que vous avez atteints ?.. 1 2 3 4 5 6

28. Êtes-vous satisfaite de votre bonheur en général ?................. 1 2 3 4 5 6

29. Êtes-vous satisfaite de votre vie en général ?.......................... 1 2 3 4 5 6

30. Êtes-vous satisfaite de votre apparence personnelle ?............ 1 2 3 4 5 6

31. Êtes-vous satisfaite de vous-même en général ?...................... 1 2 3 4 5 6

Traduction française : Louise Gagnon, 1986; Copyright 1988
Adaptation et mise en page : Lisa Morin, 2007

Index sur la qualité de vie - partie II
(importance par domaine)

Les gens diffèrent par leur attitude face à leur vie. Il est possible que les choses importantes pour une personne ne le soient pas pour une autre.

Pour chacune des questions suivantes, indiquez la réponse qui décrit le mieux l'importance que vous accordez à ce secteur de votre vie. Si aucun énoncé ne correspond exactement, choisissez celui qui se rapproche le plus de votre opinion.

Veuillez répondre à toutes les questions qui vous concernent. Il n'y a pas de bonnes ou de mauvaises réponses.

Si vous répondez :

Très négligeable .... **Encerclez** ...1

Modérément négligeable .... **Encerclez** ...2

Peu négligeable .... **Encerclez** ...3

Peu important .... **Encerclez** ...4

Modérément important .... **Encerclez** ...5

Très important .... **Encerclez** ...6

1. Quelle importance accordez-vous à votre santé ?..................... 1 2 3 4 5 6

2. Quelle importance accordez-vous aux soins médicaux ?.......... 1 2 3 4 5 6

3. Quelle importance accordez-vous à votre autonomie
   physique (capacité de vous débrouiller, de vous déplacer) ?.... 1 2 3 4 5 6

4. Quelle importance accordez-vous à la longévité ?................... 1 2 3 4 5 6

5. Quelle importance accordez-vous à l'état de santé de votre famille ?.. 1 2 3 4 5 6

6. Quelle importance accordez-vous à vos enfants ?.................... 1 2 3 4 5 6

7. Quelle importance accordez-vous au bonheur de votre famille ?.. 1 2 3 4 5 6

8. Quelle importance accordez-vous à votre relation avec votre conjoint ?.. 1 2 3 4 5 6

9. Quelle importance accordez-vous à vos amis ?......................... 1 2 3 4 5 6

10. Quelle importance accordez-vous au soutien émotif que les autres vous procurent ?.. 1 2 3 4 5 6

11. Quelle importance accordez-vous à vos responsabilités familiales (ce que vous avez à faire pour votre famille) ?........ 1 2 3 4 5 6

12. Quelle importance accordez-vous au fait d'être utile aux autres ?.. 1 2 3 4 5 6

13. Quelle importance accordez-vous au fait d'avoir une quantité raisonnable de stress ou de préoccupations dans votre vie ?.. 1 2 3 4 5 6

14. Quelle importance accordez-vous à votre foyer (meubles, maison ou appartement) ?...................................... 1 2 3 4 5 6

15. Quelle importance accordez-vous à votre voisinage ?............ 1 2 3 4 5 6

16. Quelle importance accordez-vous à un bon niveau de vie ?.... 1 2 3 4 5 6

17. Quelle importance accordez-vous aux conditions de vie en général au Nouveau-Brunswick ?... 1 2 3 4 5 6

18. (Si emploi) quelle importance accordez-vous à votre travail? 1 2 3 4 5 6

19. (Si sans emploi, à la retraite ou en congé de compassion)
serait-il important pour vous d'avoir un emploi ?....................... 1 2 3 4 5 6

20. Quelle importance accordez-vous à votre niveau
d'instruction ?.. 1 2 3 4 5 6

21. Quelle importance accordez-vous à votre
indépendance financière ?....................................... 1 2 3 4 5 6

22. Quelle importance accordez-vous à vos loisirs ?..................... 1 2 3 4 5 6

23. Quelle importance accordez-vous à vos possibilités
de voyager durant vos vacance ?................................... 1 2 3 4 5 6

24. Quelle importance accordez-vous à une vieillesse
(retraite) heureuse ?.. 1 2 3 4 5 6

25. Quelle importance accordez-vous à la tranquillité d'esprit?.... 1 2 3 4 5 6

26. Quelle importance accordez-vous à votre croyance
personnelle en Dieu ?.. 1 2 3 4 5 6

27. Quelle importance accordez-vous à l'atteinte de
vos buts personnels ?.. 1 2 3 4 5 6

28. Quelle importance accordez-vous au bonheur ?...................... 1 2 3 4 5 6

29. Quelle importance accordez-vous au fait d'être
satisfaite de la vie ?.. 1 2 3 4 5 6

30. Quelle importance accordez-vous à votre
apparence personnelle ?... 1 2 3 4 5 6

31. Quelle importance accordez-vous à vous-même ?................... 1 2 3 4 5 6

Traduction française : Louise Gagnon, 1986; Copyright 1988
Adaptation et mise en page : Lisa Morin, 2007

APPENDICE C

*Index de l'appréciation subjective du soutien social et
de la satisfaction des catégories (types) du réseau de soutien*

Index de l'appréciation subjective du soutien social et de la satisfaction des sources du réseau de soutien

Cette liste comprend des énoncés reliés à vos relations avec votre famille et vos amis. Veuillez indiquer votre degré d'approbation pour chacun des énoncés, en encerclant le chiffre approprié.

Si vous répondez :

Fortement d'accord..**Encerclez** ... **1**

D'accord ....**Encerclez** ... **2**

Désaccord ....**Encerclez** ... **3**

Fortement en désaccord ....**Encerclez** ... **4**

1. Mes amis me respectent 1   2   3   4

2. Ma famille se soucie beaucoup de moi 1   2   3   4

3. Je ne suis pas importante pour les autres 1   2   3   4

4. Ma famille a une haute estime de moi 1   2   3   4

5. Je suis appréciée 1   2   3   4

6. Je peux compter sur mes amis 1   2   3   4

7. Je suis vraiment admirée par ma famille 1   2   3   4

8. Je suis respectée par d'autres personnes 1   2   3   4

9. Je suis affectueusement aimée par ma famille 1 2 3 4

10. Mes amis ne se soucient aucunement de mon bien-être 1 2 3 4

11. Certains membres de ma famille comptent sur moi 1 2 3 4

12. On a une haute estime de moi 1 2 3 4

13. Je ne peux compter sur ma famille pour du soutien 1 2 3 4

14. Les gens m'admirent 1 2 3 4

15. Je sens un lien fort avec mes amis 1 2 3 4

16. Mes amis s'occupent de moi 1 2 3 4

17. Je me sens importante pour les autres 1 2 3 4

18. Ma famille me respecte vraiment 1 2 3 4

19. Mes amis et moi sommes vraiment importants les uns
    pour les autres 1 2 3 4

20. Je me sens "à ma place" 1 2 3 4

21. Si je mourais demain, très peu de personnes me manqueraient 1 2 3 4

22. Je ne me sens pas près des membres de ma famille 1 2 3 4

23. Mes amis et moi avons fait beaucoup les uns pour les autres 1 2 3 4

Voici maintenant des énoncés reliés à vos relations sociales en général. Dressez une liste de trois personnes importantes pour vous, qui vous procurent du soutien dans chacune des catégories suivantes :

1. Des personnes qui vous procurent du **soutien émotionnel**. *Vous pouvez vous poser les questions suivantes :*

> *Qui vous réconforte ou vous soulage lorsque vous êtes bouleversée ?*

> *Avec qui vous sentez-vous bien ?*

> *À qui vous confiez-vous ?*

Liste : _____

_____

_____

2. Des personnes qui **socialisent** *avec vous. Vous pouvez vous poser les questions suivantes :*

> *Qui visitez-vous ou invitez-vous à vous rendre visite ?*

> *Avec qui faites-vous certaines activités pour le plaisir ?*

Liste :

_____

_____

_____

3. *Des personnes qui vous **aident avec certains problèmes d'ordre pratique**. Vous pouvez vous poser les questions suivantes :*

À qui demanderiez-vous pour vous aider à déménager ou à effectuer d'autres tâches similaires ?

À qui demanderiez-vous pour vous occuper de votre maison, de vos enfants, de vos animaux ou de vos plantes pour un certain moment ?

De qui emprunteriez-vous certains équipements tels que des outils, une auto ou autres ?

Liste :

_____

_____

_____

4. *Des personnes qui vous **soutiennent financièrement**. Vous pouvez vous poser les questions suivantes :*

De qui emprunteriez-vous une somme d'argent telle que l'équivalence d'un mois de paiement pour un logement ?

Qui vous procure vos repas, vos vêtements ou autres lorsque vous ne pouvez les défrayer ?

Liste :

_____

_____

_____

5. *Des personnes qui vous* **conseillent** *ou qui vous* **guident.** *Vous pouvez vous poser les questions suivantes.*

    Avec qui discutez-vous lorsque vous n'êtes pas certaine de quelque chose ?

    À qui parlez-vous lorsque vous êtes bouleversée ?

    Qui vous procure des informations utiles et importantes ?

Liste :

    _____

    _____

    _____

À partir de cette liste de personnes dans chaque catégorie, encerclez le chiffre correspondant à votre satisfaction par rapport au soutien que vous recevez.

<u>**Si vous répondez :**</u>

Pas du tout satisfaite ....**Encerclez ... 1**

Légèrement satisfaite ....**Encerclez ... 2**

Modérément satisfaite ....**Encerclez ... 3**

Vraiment satisfaite ....**Encerclez ... 4**

Extrêmement satisfaite ....**Encerclez ... 5**

1. Soutien émotionnel 1   2   3   4   5

2. Socialisation 1   2   3   4   5

3. Assistance pratique 1   2   3   4   5

4. Assistance financière 1   2   3   4   5

5. Conseils/Avis 1   2   3   4   5

(Traduction française du questionnaire de Vaux (1982) et adaptation : Lisa Morin, 2007)

182

APPENDICE D

Formulaire de divulgation de renseignements personnels
(Régie régionale de la santé quatre)

UNIVERSITÉ DE MONCTON
CAMPUS D'EDMUNDSTON

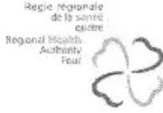

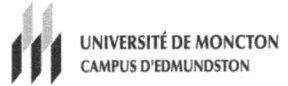

Formulaire de divulgation de renseignements personnels

Je _____ accepte que (*personne désignée*), infirmière ressource de la clinique d'oncologie, dévoile mon nom et mon numéro de téléphone à la chercheuse Lisa Morin dans le but de participer à une étude sur la qualité de vie et le soutien social des aidantes. J'ai été assurée que toute information sera tenue confidentielle. La Faculté des études supérieures et de la recherche et le comité d'éthique de la RRS4 peuvent être contactés directement pour toute question ou préoccupation à caractère éthique, aux coordonnées suivantes :

Faculté des études supérieures et de la recherche

Présidente du comité d'éthique de la RRS4

_____   _____
Signature de la participante   Date

Cette formule de consentement a été lue, discutée et signée en ma présence. Je m'engage à ne dévoiler à la chercheuse que le nom et le numéro de téléphone de la personne susceptible de participer à cette étude.

_____   _____
Signature de l'infirmière ressource   Date

Je vous remercie de votre collaboration à cette recherche.

Lisa Morin, B. Sc. Inf., M. Sc. Inf. (c)
Enseignante clinique
Secteur Science Infirmière
U de M, Campus d'Edmundston

APPENDICE E

Formulaire de divulgation de renseignements personnels
(Programme extra-mural)

UNIVERSITÉ DE MONCTON
CAMPUS D'EDMUNDSTON

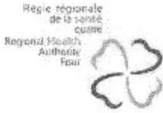

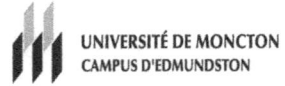

Formulaire de divulgation de renseignements personnels

Je _____ accepte que (*personne désignée*), infirmière du programme extra-mural, dévoile mon nom et mon numéro de téléphone à la chercheuse Lisa Morin dans le but de participer à une étude sur la qualité de vie et le soutien social des aidantes. J'ai été assurée que toute information sera tenue confidentielle. La Faculté des études supérieures et de la recherche et le comité d'éthique de la RRS4 peuvent être contactés directement pour toute question ou préoccupation à caractère éthique, aux coordonnées suivantes :

Faculté des études supérieures et de la recherche

Présidente du comité d'éthique de la RRS4

_____   _____
Signature de la participante   Date

Cette formule de consentement a été lue, discutée et signée en ma présence. Je m'engage à ne dévoiler à la chercheuse que le nom et le numéro de téléphone de la personne susceptible de participer à cette étude.

_____   _____
Signature de l'infirmière du PEM   Date

Je vous remercie de votre collaboration à cette recherche.

Lisa Morin, B. Sc. Inf., M. Sc. Inf. (c)
Enseignante clinique
Secteur Science Infirmière
Ude M, Campus d'Edmundston

186

APPENDICE F

Formulaire de divulgation de renseignements personnels
(Hôpital Régional Dr-Georges-L.-Dumont))

UNIVERSITÉ DE MONCTON
CAMPUS D'EDMUNDSTON

Formulaire de divulgation de renseignements personnels

Je _____ accepte que (*personne désignée*), infirmière gestionnaire du département d'Oncologie-Soins Palliatifs, dévoile mon nom et mon numéro de téléphone à la chercheuse Lisa Morin dans le but de participer à une étude sur la qualité de vie et le soutien social des aidantes. J'ai été assurée que toute information sera tenue confidentielle. La Faculté des études supérieures et de la recherche et le comité d'éthique de la Régie régionale de la santé Beauséjour peuvent être contactés directement pour toute question ou préoccupation à caractère éthique, aux coordonnées suivantes :

Faculté des études supérieures et de la recherche

Coordinatrice en éthique de la recherche de la Régie régionale de la santé Beauséjour

_____   _____

Signature de la participante   Date

Cette formule de consentement a été lue, discutée et signée en ma présence. Je m'engage à ne dévoiler à la chercheuse que le nom et le numéro de téléphone de la personne susceptible de participer à cette étude.

_____   _____

Signature de l'infirmière gestionnaire   Date

Je vous remercie de votre collaboration à cette recherche.

Lisa Morin, B. Sc. Inf., M. Sc. Inf. (c)
Enseignante clinique
Secteur Science Infirmière
U de M, Campus d'Edmundston

188

APPENDICE G

Formulaires de consentement libre et éclairé

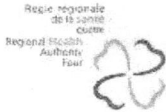

UNIVERSITÉ DE MONCTON
CAMPUS D'EDMUNDSTON

FORMULAIRE DE CONSENTEMENT LIBRE ET ÉCLAIRÉ

<u>**Titre du projet**</u> **:** La qualité de vie et le soutien social des aidantes de conjoints atteints d'un cancer en phase palliative

<u>**Objectifs du projet**</u> **:** Décrire la qualité de vie et le soutien social chez les aidantes de conjoints atteints d'un cancer en phase palliative, en plus d'examiner s'il existe une relation entre ces deux concepts. Les infirmières seront ainsi mieux informées des aspects du soutien social qui nécessitent d'être améliorés chez les aidantes, afin d'avoir une qualité de vie satisfaisante.

<u>**Nature spécifique de la participation du sujet**</u> **:** Les rencontres pourront être effectuées à votre domicile ou à un endroit de votre choix. La seule participation demandée est d'accepter de répondre aux questionnaires en présence de la chercheuse. Ceci prendra environ une heure et demie de votre temps. La rencontre peut être divisée en deux visites, si vous le désirez.

<u>**Risques ou inconvénients personnels, réels ou potentiels**</u> **:** Certains risques pourraient peut-être survenir en répondant aux différents questionnaires. En effet, en discutant du sujet d'étude, des sentiments de tristesse, d'anxiété, d'impuissance, de frustration et de culpabilité peuvent vous envahir par moments. Votre participation demandera environ 1 heure et demie de votre temps, ce qui pourrait vous occasionner une certaine fatigue.

<u>**Type de soutien offert en cas de risques réels ou potentiels inhérents au projet:**</u> Une écoute active sera effectuée par la chercheuse et au besoin, une aide psychologique vous sera offerte. Afin de prévenir une trop grande fatigue, les rendez-vous fixés seront à votre discrétion, c'est-à-dire que vous n'aurez pas à vous déplacer si c'est ce que vous préférez et vous pourrez choisir le moment qui vous convient le mieux pour la rencontre. De plus, une deuxième visite peut s'imposer si vous êtes trop fatiguée pour répondre aux questionnaires en une seule visite.

<u>**Respect de la liberté de participation :**</u> Votre décision de participer à l'étude est volontaire. Vous pouvez refuser de participer ou vous retirer de l'étude à tout moment sans aucune répercussion. La décision que vous prendrez quant à votre participation ou au retrait de l'étude à un moment ou à un autre n'influencera d'aucune manière les soins de votre conjoint.

<u>**Respect de l'anonymat et de la confidentialité des informations recueillies :**</u> L'anonymat des participantes sera toujours respecté. C'est l'ensemble des résultats du nombre total des femmes qui seront analysés et publiés. Votre nom ne figurera aucunement sur les questionnaires. Un code numérique vous sera assigné sur les questionnaires. Vous pouvez donc être assurée de la confidentialité de vos réponses. De plus, les consentements et les questionnaires seront gardés sous clé, pendant une période maximale de cinq ans après la fin de la recherche, dans des bureaux situés à l'Université de Moncton, après quoi ils seront détruits.

La Faculté des études supérieures et de la recherche peut être contactée directement pour toute question ou préoccupation à caractère éthique, aux coordonnées suivantes:

Faculté des études supérieures et de la recherche
Université de Moncton

Le Comité d'éthique de la régie régionale de la santé quatre peut également être contacté pour toute question ou préoccupation à caractère éthique :

Présidente du comité d'éthique RRS4

J'ai compris les informations relatives à ce projet de recherche, je comprends que je peux poser des questions dans l'avenir et que je peux en tout temps mettre fin à ma participation sans avoir à me justifier de quelque manière que ce soit. Par la présente, je consens librement à participer à ce projet de recherche selon les conditions qui viennent d'être spécifiées ci-dessus.

_____   _____
Signature de la personne consentante   Date

Je certifie avoir expliqué au signataire les termes du présent formulaire, les objectifs et les implications du projet de recherche, avoir répondu clairement à ses questions et lui avoir indiqué qu'elle reste à tout moment libre de mettre fin à sa participation au projet de recherche décrit, sans avoir à se justifier de quelque manière que ce soit et sans préjudice.

_____   _____
Signature de la responsable du projet   Date
en présence de la personne consentante

Coordonnées de la responsable du projet de recherche :
Lisa Morin, B. Sc. Inf., M. Sc. Inf. (c)
Enseignante clinique, Secteur Science Infirmière
Université de Moncton
Campus d'Edmundston

191

FORMULAIRE DE CONSENTEMENT LIBRE ET ÉCLAIRÉ

Titre du projet : La qualité de vie et le soutien social des aidantes de conjoints atteints d'un cancer

Objectifs du projet : Décrire la qualité de vie et le soutien social chez les aidantes de conjoints atteints d'un cancer, en plus d'examiner s'il existe une relation entre ces deux concepts. Les infirmières seront ainsi mieux informées des aspects du soutien social qui nécessitent d'être améliorés chez les aidantes, afin d'avoir une qualité de vie satisfaisante.

Nature spécifique de la participation du sujet : Les rencontres pourront être effectuées à votre domicile ou à un endroit de votre choix. La seule participation demandée est d'accepter de répondre aux questionnaires en présence de la chercheuse ou de son assistante de recherche. Ceci prendra environ une heure et demie de votre temps. La rencontre peut être divisée en deux visites, si vous le désirez.

Risques ou inconvénients personnels, réels ou potentiels : Certains risques pourraient peut-être survenir en répondant aux différents questionnaires. En effet, en discutant du sujet d'étude, des sentiments de tristesse, d'anxiété, d'impuissance, de frustration et de culpabilité peuvent vous envahir par moments. Votre participation demandera environ 1 heure et demie de votre temps, ce qui pourrait vous occasionner une certaine fatigue.

Type de soutien offert en cas de risques réels ou potentiels inhérents au projet: Une écoute active sera effectuée par la chercheuse ou son assistante de recherche et au besoin, une aide psychologique vous sera offerte. Afin de prévenir une trop grande fatigue, les rendez-vous fixés seront à votre discrétion, c'est-à-dire que vous n'aurez pas à vous déplacer si c'est ce que vous préférez et vous pourrez choisir le moment qui vous convient le mieux pour la rencontre. De plus, une deuxième visite peut s'imposer si vous êtes trop fatiguée pour répondre aux questionnaires en une seule visite.

Respect de la liberté de participation : Votre décision de participer à l'étude est volontaire. Vous pouvez refuser de participer ou vous retirer de l'étude à tout moment sans aucune répercussion. La décision que vous prendrez quant à votre participation ou au retrait de l'étude à un moment ou à un autre n'influencera d'aucune manière les soins de votre conjoint.

Respect de l'anonymat et de la confidentialité des informations recueillies : L'anonymat des participantes sera toujours respecté. C'est l'ensemble des résultats du nombre total des femmes qui seront analysés et publiés. Votre nom ne figurera aucunement sur les questionnaires. Un code numérique vous sera assigné sur les questionnaires. Vous pouvez donc être assurée de la confidentialité de vos réponses. De plus, les consentements et les

192

questionnaires seront gardés sous clé, pendant une période maximale de cinq ans après la fin de la recherche, dans des bureaux situés à l'Université de Moncton, après quoi ils seront détruits.

Pour toute question ou préoccupation à matière éthique, vous pouvez communiquer avec la coordinatrice en éthique de la recherche de la Régie régionale de la santé Beauséjour. La coordinatrice en informera la faculté des études supérieures et de la santé de la recherche de l'Université de Moncton.

J'ai compris les informations relatives à ce projet de recherche, je comprends que je peux poser des questions dans l'avenir et que je peux en tout temps mettre fin à ma participation sans avoir à me justifier de quelque manière que ce soit. Par la présente, je consens librement à participer à ce projet de recherche selon les conditions qui viennent d'être spécifiées ci-dessus.

Signature de la personne consentante	Date

Je certifie avoir expliqué au signataire les termes du présent formulaire, les objectifs et les implications du projet de recherche, avoir répondu clairement à ses questions et lui avoir indiqué qu'elle reste à tout moment libre de mettre fin à sa participation au projet de recherche décrit, sans avoir à se justifier de quelque manière que ce soit et sans préjudice.

Signature de la responsable du projet ou de son assistante de recherche en présence de la personne consentante	Date

Coordonnées de la responsable du projet de recherche :
Lisa Morin, B. Sc. Inf., M. Sc. Inf. (c)
Enseignante clinique, Secteur Science Infirmière
Université de Moncton
Campus d'Edmundston

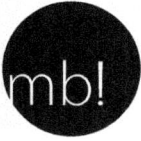

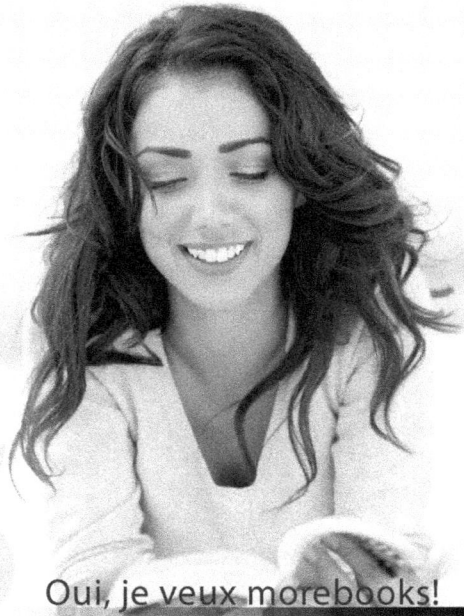

www.ingramcontent.com/pod-product-compliance
Lightning Source LLC
Chambersburg PA
CBHW021047210326
41598CB00016B/1124